ORIGINAL POINT PSYCHOLOGY | 沅心理

The In-Between

Unforgettable Encounters During Life's Final Moments

在生命的尽头相遇

[美] 哈德利·弗拉霍斯 ——著
(Hadley Vlahos)
张缘 —— 译

华龄出版社
HUALING PRESS

北京市版权局著作权合同登记号　图字：01-2025-0913 号

图书在版编目（CIP）数据

在生命的尽头相遇 /（美）哈德利·弗拉霍斯著 ；张缘译 . —— 北京 ：华龄出版社，2025. 5. -- ISBN 978-7-5169-2991-9

Ⅰ. R473

中国国家版本馆 CIP 数据核字第 2025YW5652 号

策　划	颉腾文化		
责任编辑	貌晓星	**责任印制**	李未圻
书　名	在生命的尽头相遇	**作　者**	[美] 哈德利·弗拉霍斯
出　版 发　行	华龄出版社 HUALING PRESS	**译　者**	张缘
社　址	北京市东城区安定门外大街甲 57 号	**邮　编**	100011
发　行	（010）58122255	**传　真**	（010）84049572
承　印	涿州市京南印刷厂	**印　次**	2025 年 5 月第 1 次印刷
版　次	2025 年 5 月第 1 版	**开　本**	1/32
规　格	880mm × 1230mm	**字　数**	160 千字
印　张	7.75		
书　号	ISBN 978-7-5169-2991-9		
定　价	69.00 元		

献给我的丈夫，

有人曾说我一生的梦想太大，

而当我遇到了你，你告诉我就应该

将梦想想得更大一些。

赞誉

Praise

作者用细腻的笔触记录下她为临终的患者提供照护过程的体验和感悟，让我们身临其境地跟随她走进那些生动感人的生命故事，也让我回想起自己在安宁疗护工作中陪伴的众多生命末期的病人家庭，对死亡与临终可以是一份馈赠有强烈共鸣——“我们给予临终的人们时间、关注和同情，从而与他们相连、与我们共同的脆弱相连，促使我们认识到我们相互依存，促使我们理解人类关系的核心。”

秦苑

北京市海淀医院安宁疗护中心主任

人生的终章是如此重要，不该被痛苦、孤独和草率全然淹没。幸好世界上有这样一些人，愿意带着爱心、知识与技能走近临终者。生命最后时刻的相遇，会创造出什么呢？打开这本书，你会重新认识临终生命的价值、陪伴与爱的价值，并发现人性光芒的闪耀，以及死亡的神秘与庄严。

陆晓娅

生死教育的探索者、安宁疗护志愿者

临终关怀是个沉重但温暖的话题。透过作者哈德利护士温情、细腻地对 12 例临终关怀场景的文字描述，读者们可穿越经纬与她在灵魂深处相遇。“你深爱的人永远都不会离开你，因为他们已经成为你的一部分。”

如果你是养老或安宁服务从业者，你可在书中得到情感共鸣和经验借鉴；如果是非从业人士，你可以收获“从生命终点回看当下人生”的宝贵视角，这个距离死亡很近的视角会让我们更加知道如何活着。

江淑一

老年心理慰藉服务、安宁服务从业者

借由一位临终关怀护士的日常工作和心路历程，我们看到一个个普通又具体的人，在生命尽头，身体和心灵的种种细节状态。文字坦诚易读，每个故事都让人身临其境，感叹生命凋落的悲楚，也感受心与心在连接瞬间的温暖。

刘小天

临终关怀音乐治疗师

这是一本开启我对此生的最后一程充满好奇的书：我将如何步入生命下一个未知天地？在天堂的至亲至爱的外婆是否会来接我？还有谁会惊喜出现？在对“生老病死”的前三段旅程都有了体悟的年龄，我读到了本书中的一位位临终之人与作者相遇的故事，他们帮我神奇又彻底地消除了对“死”的“孤独又冰冷”的执念。读完仰望天空，我似乎看到生命的本相如此圆满，心无挂碍，无有恐怖，多么轻松自在！愿大家读罢此书，自然而然更珍惜身边有缘人，让每一次相遇与别离都成为温暖彼此的美好追忆。

江莲

天地善生主理人

前言

Preface

如果没有我的丈夫克里斯，本书将无法成形。真的谢谢你！你不仅主动承担起接送儿子的任务，还在每天睡前的例行工作中默默支持我，在沙发上陪伴我写作直至深夜，耐心地倾听我回忆那些悲惨的童年生活，并对我说：你每日默默的付出我都看在眼里。

我永远也无法报答我的妈妈，在我恐惧不安的20多岁时，为我所做的一切。我想对您说：“是您张开怀抱，让我知道您永远都在我身旁。”

我想感谢我的朋友萨默。虽然本书中关于你仅有寥寥几笔，但你在我上护理学校时帮了我很多。我永远不会忘记我差点从护理学校退学时我们的对话。我本以为你会支持我的任何决定。我错了。你告诉我不要那样做。你告诉我退学不是好的选择，让我三思，应该为顺利毕业想尽办法。如果没有你，我不相信自己如今能成为一名护士。

同时，我想感谢我在西北佛罗里达州立学院遇到的每一位护理教授。尽管大部分护士和你们之间都有糟心的故事，但我没有。虽然你们没有对任何一个学生手下留情，但我可以很有底气地说是你们为我的第一份护理工作打好了基础，不仅是临床技能，还有如何照顾一个完整的人，而不仅仅是当作患者来照顾。显然，你们很关心怎么把学生培养成最好的护士，那对你们来说不仅仅是一份工作。

感谢神韵人才（Verve Talent）团队，尤其是诺厄。两年前我刚遇见你时，对媒体行业还不熟悉，我感到非常紧张和胆怯。你和你的团队始终都是把我当作一个人来关心，而不仅仅只是为了我的工作，我永远感激你。最近和其他作者交谈时我才得知，能和出版代理人坦言“我面对大众时会特别焦虑”，代理人则像一位咨询师一样安慰人，这不是一件常事，所以我很幸运。我很感激你们让整段经历变得妙趣横生，也没那么难熬。

感谢巴兰坦图书（Ballantine Books）的萨拉和整个团队。感谢你们给予一位年轻的新人作者一个机会。写下如此稚嫩的文字难免心生恐惧，但是我感谢你们一直以来给予我的安全感和支持。

最后感谢我的三个天使宝贝布罗迪、卡莉和阿莉斯提亚。我愿为你们赴汤蹈火。但愿我让你们感到骄傲！

特别感谢

在本书中，我分享了 12 位患者的故事以及他们教会我的道理。我对他们每一位都非常感激。

格伦达，我做临终关怀时收治的第一位患者，这段经历为后来的每位患者都打下了基础。我从你身上第一次见到我现在称为“生死之间”的现象。我感谢你如此坦诚地与我分享你的体验，让我更加理解幻觉和看见故去亲人之间的区别，就像你经历的那样，这也让我开始明白很多人在生命最后会经历什么。

卡尔，啊，卡尔。如果今天我们能再次相聚在同一个房间里，我有好多事想和你分享。感谢你信任我，让我和你俩结下珍贵的情谊。每一天，你都激励我要做年轻、热忱的护士，让我下定决心和患者建立有意义的联结。我希望你和安娜正在天堂共舞。我现在有了两个小女儿，随着时光流逝，我常常会想起你和你的妻子。你俩所承受的心碎是我难以想象的。我想念你，但是我现在比曾经任何时候都更明白，安娜在来生迎接你时，你一定感觉无比快乐。

谢谢你，苏，谢谢你能毫无保留地和我谈论你的信仰，分享你的故事。那些为你的花浇水、为你叠衣服的安静时刻让我有机会慢下来，思考我自己的信仰。我现在明白了，不管每个人的信仰是什么，最快乐的都是在自己的信仰下感到平和的人。

桑德拉，你和你丈夫让我更加懂得金钱、幸运和环境并不能改变故事的结局。现在我明白了，即使拥有“完美”的生活，也无法阻止死亡的来临。我最深受启发的是，你们之间无私的爱，还有你们在生命里遇到的人。感谢你信任我照顾你。我希望跟随你的脚步，不是因为你的房子足够大，而是因为你对待他人的方式，并把自己的一生奉献给服务他人。

伊丽莎白，我多希望你没有那么快离去。你的智慧和身处逆境中的积极态度，启发了成千上万的人。我把你的故事分享到了抖音平台上，收到的反馈让我感到非常意外，我也惊讶于大家的共鸣竟然如此深刻、强烈。事实上，我甚至听说有些人把你的话文在了身上，不断提醒着自己。感谢你愿意把脆弱的一面展示给我，改变了我曾深信不疑的想法。经过这么多年的治愈，再回想当时，对体重的担忧无疑是在浪费时间，我就应该允许自己“吃蛋糕”。

伊迪丝，你让我知道了痴呆和阿尔茨海默病不像我之前以为的非黑即白。我现在理解了，有些东西超出了我们的认知，突破了诊断的条条框框。我每次照顾痴呆患者的时候都会想起你，并且确保大声说出自己在做什么和为什么这样做，就像对任何其他患者做的一样，不管他们诊断出来是什么症状。

雷吉和莉萨，我回想了很多次和你们的相遇，不仅包括和咨询师一起见你们，也包括我独自一人的时候。很长一段时间以来，我都感觉那是一个我本来可以挽回的局面：如果我能回到过去，发现我犯错的关键一秒，莉萨就不会死去。但是因为你们两个人，我明白了万事万物并不总在我们的掌控之中。尽管我希望你们的故事有另外的结局，但它最后确实促使我去做了我需要的心理咨询。咨询改变了我应对生活方方面面难题的方式，包括婚姻、孩子、工作和家庭。尽管我希望在这个过程中莉萨能伴我左右，但我能理解向前看才是唯一的选择。我希望你们的故事能一直传播下去，鼓励每一个读到这本书的、有需要的人寻求心理咨询，无惧他人评判。

莉莉，尽管我与你和艾莉森只是萍水相逢，但你们的故事在很多方面都极大地启发了我。它不仅让我审视了自己的生活，思考了什么才是真正的挚友，还激励我去成为那样的朋友。我明白，并不是所有的友谊都需要长久维持，即使只是短暂的相遇，也同样宝贵。当一些友情逐渐淡去时，我学会了心怀无怨，并为新的一生之友留出空间。

我最棒的婆婆巴贝蒂、公公、姐姐、哥哥、弟弟和丈夫。你们在张开双臂接纳布罗迪和我融入你们的家庭时，正度过人生中最艰难的时刻。当我担心没人会接受一位单身妈妈时，你们正在失去家庭中的母亲。我永远不会忘记那段时间你们表露的所有爱意，我知道那样充盈的爱和对他人的接纳是从巴贝蒂身上学到的。巴贝蒂，我总是会想起你，不管是作为一名护士，还是一位母亲，我都希望你能为我感到骄傲。我知道你一直注视着布罗迪、克里斯和我，我也毫不怀疑是你亲手为我们家选中了两个小女儿，她们带着爱与祝福而来。我保证会用爱和耐心浇灌她们的成长，就像你一样。

阿尔伯特，你让我以一种前所未有的方式审视了我的道德。直到遇见你，我才意识到从收治流程到毫不怀疑地遵照上级指令行事，我是多么机械地在工作。从认识你开始，我体会到了人性应该永远凌驾于工作之上。自从照顾你之后，我改变了作为一个护士的工作方式。我可能不再是月度最佳员工了，但是我不会担心自己的良心受到谴责——这对我来说才是更重要的事。

弗兰克，那天我们在你的卧室里聊天时，我从来没有想过会真的写下这本书。虽然当时我觉得我们荒谬的拉钩仪式很好笑，但是我确定现在你才是笑出来的那个人。我经常在想你是不是早就知道我会写书。你毫不动摇的信仰，好吧，是没有信仰让我更好地理解，也更容易地向他人解释不管你的信仰是什么（也许根本没有），你的亲人仍然会来接你。

我无法准确地表达照顾你让我感受到的一系列情绪，亚当。你是我在失去我婆婆后照顾的第一位恶性胶质瘤患者，你的家庭看起来也和我的特别相似。你的确考验了我在工作和个人生活之间保持平衡的能力。我开始意识到，我们的情谊让我成为一名更好的护士，并且让我能够为你发声，因为我拥有其他人所没有的看护体验。因为你，我不光经常主动去护理恶性胶质瘤患者，也更好地明白了工作和个人生活不必彻底分开。和很多事情一样，可以有个中间地带。

目录

Contents

引　言

每当听说我是一位临终关怀护士，人们总会很惊讶，纷纷问我如何能日复一日地从事这样艰难又悲伤的工作。的确，许多时候是挺难熬的（有时甚至让人心碎），但我也收获了无数美好瞬间。有些时刻让我对生命的意义肃然起敬，也有大限之际才能体会到的深沉爱意和人生智慧。因此，尽管很多人不理解我为何选择这份工作，但我觉得自己十分幸运，能投身于临终关怀事业。

临终关怀是当人们即将走向生命尽头，停止治疗，回到家中时，护理他们，尽可能让他们在所爱之人的陪伴中舒适地度过人生最后几天、几周或几个月。作为一名临终关怀护士，我的工作就是帮助患者和其亲人经历这个过程，确保患者尽可能舒服、不感到痛苦。临终关怀最长能持续 6 个月，所以在工作中，我得以了解患者本人（及其人生经历）、他们的亲人，甚至他们的宠物。

本书将与大家分享这些跨越生死的历程，这些经历无法解释，却充满力量、感人至深。讲述这些故事的初衷是因为人们对死亡和走向死亡存在许多误解。尽管我已经目睹过足够多死亡，对将会发生的事情有一定了解，但我依然无法回答所有问题。

临终关怀和死亡不是普通话题，但我知道大家对此颇感兴趣，因为经常有人来问我。有些人对死亡和临终状态感到好奇，另一些人则是出于个人原因——可能是因为亲人正在接受、即将接受或经历过临终关怀，还有些人是自己即将步入临终关怀阶段。

人们常问我最初是怎么入行的。这自然值得一问，尤其是对于我这样的年轻人——我 24 岁就入行了，比我所有同事都要年轻，现在也是。成为临终关怀护士并不是自然之事。我的童年理想是成为一名作家，大学时也没想过要当一名护士。但是回望过去，我能找到一些蛛丝马迹，为如今这份工作埋下伏笔。

对大多数人来说，死亡是一个禁忌或令人恐惧的话题，但在我的家庭中并非如此。我的外祖父母是执业遗体防腐员和殡仪馆经理，我妈妈从小在殡仪馆和太平间长大。如果你看过一部电影《宝贝小情人》（*My Girl*），就能明白我在说什么。对我妈妈来说，在防腐的遗体边上写作业不是什么新鲜事。

因为家里人的原因，死亡成了我生活的一部分，因此在晚餐时讨论死亡和与之相关的话题也是常事。我从小就理解死亡是自然现象，没什么好奇怪的，既不感到害怕，也不觉得神秘。

我们一家都是虔诚的基督教信徒。我 10 岁之前读的是位于路易斯安那州巴吞鲁日的一所私立圣公会教徒学校，后来举家搬至佛罗里达州德斯廷，全家会照惯例去教堂。在学校时，每周三上午我都是在大教堂里度过的，学习的所有内容都围绕着《圣经》，甚至音乐课只学唱颂歌。我的家庭生活也以教堂为中心。我们每周日早晨都会去教堂，也经常参加那里组织的社交活动。

我相信听到的每句话。我相信天堂，相信地狱，相信十诫，相信一切被教导的。我从不质疑，只是相信，而且从不会多想。

然而，15 岁时，我熟悉的世界崩塌了。

那是我上高中时一个普普通通的周五晚上，就像大多数的周五晚上一样，我站在金属露天看台上看橄榄球比赛。我化妆遮住了脸上的雀斑，握着我最好的朋友汉娜的手，周围是鼓点尖叫，当时正在演奏我们学校的战歌。我看见橄榄球掠过天空，然后落到了我们的朋友泰勒的手里，我们欢呼得更大声了。

突然间，对方两名队员把泰勒按倒在草地上，比赛就此结束。我看见泰勒挣扎着站起来，站稳之后，径直跑向了场外。

“他看起来好像受伤了。”汉娜说着，用力握着我的手。“你在胡说什么？他不会有事的！”我反驳道。过了一会，救护车到达场外，泰勒被抬走时我还不以为然。“哈德利，出事了。”汉娜再次说道。“应该只是骨折了。我们到时可以在他的石膏上写些搞笑的话。”汉娜点点头，我们的注意力又回到橄榄球比赛上。

那天晚些时候，我去汉娜家过夜。我们熬夜，一起嬉笑、涂指甲、敷面膜。突然，汉娜妈妈出现在门口，命令我们：“该睡觉了，孩子们。”汉娜翻了个白眼，但我们还是乖乖上床睡觉。

第二天早上，我们醒来后，穿上橄榄球服，出发去参加学校的洗车活动，头还因为熬夜而昏昏沉沉的。等我们到达教堂外的停车场时，我看到每个人都在哭。我停下来，困惑地看着他们。

“他死了。”我的朋友阿什莉流着泪对我俩说。“谁死了？”我追问，我猜可能是某个人的祖父。“泰勒·豪根。”她哽咽着说出他的名字。“不可能，”我不屑地回复，“他好着呢。我昨天还见了他。我还给他发了信息。”

我转过身，离开人群，拨打泰勒的号码，只要接通我就能证明他们瞎说。电话响了一声又一声，最后转入语音信箱。我挂断，接着打给泰勒最好的朋友蔡斯，我知道他能解释清楚一切。蔡斯一接起电话，我就问：“大家都说泰勒死了。这是怎么回事？他明明没死！”蔡斯的声音听上去异常平静：“他死了，就在昨晚。”

后来我才知道，泰勒的肝脏被对方球员打破了。尽管他看上去没事，还能站起来走到场外，但其实受了重伤。我不理解为什么前一晚急诊手术没能救回泰勒。那不是医生该做的吗？救人性命不是他们的职责吗？尤其是像泰勒一样年轻、强壮又健康的人。

有很长一段时间，我觉得这是一场梦。虽然我知道这种事确实有可能发生，但我从未想过会发生在我朋友身上。每当想到泰勒不在了，我都感到难以理解和惊恐——在第五学期，他不再向我走来，不再参加电影之夜，也不再给我发信息。[①]

尽管最初的冲击已经消退，但从那以后我就变了。我虽然早已理解死亡的含义，但我以为死亡只会发生在人生的终点，而不是在人生才刚刚开始的时候。不该这样。第二年，我对每个人都

---

① 泰勒的父母以他的名字成立了一个非营利组织“泰勒·豪根基金会”，发起了#PledgetoProtect（承诺保护）行动，为橄榄球运动员提供核心护具，以防腹部受伤。

感到很愤怒——愤怒那些继续生活好像无事发生的人，愤怒殴打泰勒的橄榄球队员，尤其愤怒宣扬上帝如何博爱的牧师。我知道很多人在失去时开始寻求信仰，但我做不到。我有太多的疑问。我童年坚定不移的信仰开始崩塌。现在我想要答案，所以我问每一个愿意倾听我的人"为什么上帝会允许杀人犯存在于这个世界上"，我那善良的朋友因此再无可能实现自己的梦想。教堂里的人试着安慰我，说泰勒是去了更好的地方。我翻了翻白眼不屑于回复，妈妈掐了掐我的胳膊，让我"礼貌点"。

高中毕业的那个夏天，我搬到了三小时车程外的塔拉哈西，去了佛罗里达州立大学。在那里，我加入了姐妹会，亲身体会了这所"顶级聚会大学"的氛围。尽管不再完全虔诚了，泰勒去世后，我仍然会去教堂，但在大学期间我却一次也没去过。脱离了严格的宗教环境，我突然感到了自由。这里没有戒律清规，我能随心所欲地做事。有很多个夜晚我都在喝酒，努力寻找生活的意义和目标。从日程极有条理的阶段过渡到没有约束、自由的状态，对我来说是一大挑战。我感觉很羞愧，不想给家里打电话，不想承认我在做什么，所以每次和家人交谈时我都假装一切非常顺利。在大学，我交了一个男朋友。我们年轻且冲动——我 19 岁就怀孕了，那是大二开学前的暑假。我看到妊娠试验阳性的一瞬间，一切都变了，我人生的所有计划突然间全被打乱了。

妈妈支持我生下孩子，但是除了她和搬到德斯廷上社区大学的汉娜，我无人可以诉说，我感觉很孤独，也很害怕。其他朋友都回到学校继续上课，而我则留在童年时的房子里，苦寻养活自己和孩子的方法。我的世界变得非常小。即使现在我已经 30 岁，外表仍然很显年轻，你可以想象一下我 19 岁怀孕时的情景。我想还是不出门会更好受一些。那些与我的境遇不相干的人给了我很多建议，但没有一个能帮到我，自然也无法缓解我的恐惧和焦虑。我从一个大学生变为一个准妈妈。我无法再重返校园，作家梦也就此破灭，因为要养活我和孩子，我得快点想出一个新计划。

就这样，我走上了从未想过的路。我做了一些调查，发现护理专业只要学两年，每年的学费大概是 5 万美元，对我来说是最好的选择，而且社区大学就有这个专业。孕期的我花了整个夏天又一年为申请护理学校做准备，第二年秋天，我进了护理学校。

我的儿子布罗迪于 2012 年平安夜出生。最初几年过得很是艰辛：为了减轻经济压力，我忙于带孩子、拿护理学位、初涉职场。那段时间漫长又辛苦，工作强度也很大，我证明了自己的能干。两年后我毕业了，拿到了学位，还在当地医院实习了一年。

毕业后，我在急诊科待了几个月，然后在一家护理院工作了近一年。我想说自己是很棒的、有爱心的护士，但那不够诚实：我只不过是上班、下班。直到我接触临终关怀，人生才开始改变。

6 年前，我决定投身于临终关怀工作。回忆往昔，我走上了我应该走的道路，也做了我应该做的事情。

这一路充满了曲折，我也经历了许多，才让我坚持到今天。

我迫不及待地想要和大家分享这些故事。当我开始做临终关怀时，我还在探索自己的信仰，不确定是否要相信更神秘的力量或是其他什么。我无法回答所有问题，但我可以肯定的是：有些事是医学无法解释的，在此生和来世之间，有一种强大而平静的存在。

我曾亲眼见到过无数次。

第 1 章

格伦达

洗完澡后，头发还湿漉漉的，我心不在焉地站在电视机前看新闻，手里拿着一只印有“史上最佳护士”字样的马克杯。我小口啜饮着咖啡，突然感觉有人在拽我的护士服。低头一看，原来是布罗迪，他那双大大的蓝眼睛正盯着我。

“我要喝果汁。”三岁的他用肉嘟嘟的小手晃动着空空的鸭嘴杯说。我笑着抱起他，把他揽在腰侧，然后走向厨房。给他倒完果汁后，我点开手机查看时间。我得在 7 点 20 分之前出门，8 点之前到达办公室。现在是 6 点 40 分，还够我俩吃个早餐。

我刚从冰箱里拿出鸡蛋，电话就响了。是主管克里斯廷的来电，可她从来不会这么早就打来电话。一定是出什么事了。

“喂？”我心情有些忐忑。

“早啊！”她精神十足地打着招呼，那声音听起来像是猛灌过好几杯咖啡，“你跟我一起去一位患者家。地址发你邮箱了，我10分钟就到。”

我迅速查找定位，突然感到有些慌张，那是镇上非常好的地段，距离佛罗里达州德斯廷最出名的白沙滩只有几分钟路程。我十几岁时住在德斯廷，现在则搬到了隔壁的小镇尼斯维尔。我和布罗迪住在一栋小小的蓝色房子里，是早前买下的。作为一个年轻的单身妈妈，买下更大或离沙滩更近的房子恐怕是奢望。但我很骄傲，毕竟当护士几个月后我就用薪水给我俩安了一个家。

“我最快还得30分钟，得先把我儿子送到托儿班，这样可以吗？”我小心试探，担心迟到会让她不高兴。

“去吧去吧！”克里斯廷听上去心情不错，然后她便挂了电话。

我意识到得加快速度了，顿感焦虑袭来。我把鸡蛋放回冰箱，决定不和孩子一起吃早餐了。我盘起湿答答的头发，迅速套上护士服。我确定布罗迪穿了足够多的衣服后（佛罗里达北部的冬天还是挺冷的！），我们踏进清新又寒冷的空气，启程去托儿班。

我把布罗迪送到教室时，老师的目光一刻都没从手机上移开。“不好意思，打扰您一下，”我说着，并小心翼翼地走近她，“我今天来不及给布罗迪做饭了，您能安排他在这儿吃早餐吗？”

老师一声也没吭，只是翻了个白眼，告诉厨房今天会多一个孩子吃饭。我心中漾起一阵熟悉的感受——职业女性和母亲的角色是没法平衡的。临终关怀护士这个工作吸引我的一点便是朝八晚五，这就意味着我和布罗迪的生活可以很规律。但并不是每一天都如此，显然今天就是例外。时间还不到7点，我却已经深感自己作为一个母亲的失败，但我又不能辞掉这份工作。还有几周时间我就能正式上岗，成为一名真正的临终关怀护士。目前我还在培训阶段，也就是说，我每天得跟着像克里斯廷一样的资深护士探查患者的情况。让主管满意是我的首要任务。

在开车前往患者家的路上，我途经很多像我小时候住的那种漂亮的沙滩别墅。左转驶入珊瑚湾，我看到克里斯廷的现代轿车停在一座沙滩平房边的车道上。房子装着绿色的百叶窗，前院栽种着几棵棕榈树。这个家并不像我想象的那样壮观到令人生畏。门口的两把摇椅在微风中前后晃动，房间里灯光闪烁，洋溢着温暖迷人的氛围。我深吸了一口气。

克里斯廷在房子前面等我。她那完美无瑕的金色卷发修饰着她的脸庞，哪怕时间这么早，她依然妆容精致。“准备好了吗，哈德利？”她问道，脸上绽开一个完美的笑容。我微笑着点头回应，为自己仍然湿漉漉的盘发和素颜感到一丝不安。

事实是，我还没准备好。作为一名临终关怀护士，我深知自己必然会见证患者的死亡，但目前为止我还没有经历过。直觉告诉我，这位患者与众不同。

我们走上水泥台阶，还没敲门，一位40多岁面露倦容的红发女人就打开了门。她看上去像是刚从床上爬起来，但又似乎一夜未眠。

“请进，请进。”她招呼我们进屋。厨房里咖啡的香气扑面而来，一只茶杯贵宾犬跑来，它嗅着我那双全新的运动鞋，这是我妈妈庆祝我找到新工作的礼物。

“所以，你母亲一直在和已故的亲人说话？”克里斯廷问刚才迎我们进屋的女人玛丽亚，而玛丽亚正要把狗从厨房赶去洗衣房。听到这里我挑了下眉，我猜对了。的确，这不是一次“普通”的护理。不管电影和电视剧是怎么演的，大部分临终关怀护士的日常都是开着车从一位患者家到另一家。我们会花半小时到一小时的时间查看每位患者的情况，为他们的看护人或家人提供所需的一切帮助，尽可能让患者感觉好受些。玛丽亚看上去的确需要帮助，但那些常规的护理内容显然帮不了她，比如确保她妈妈正确用药、症状得到控制或者一般的伤口护理，这些都无济于事。

“可以这么说，”玛丽亚说着从橱柜里抓起一个咖啡杯，“她就像疯了一样。她大部分时间都在和小姨（她妹妹）说话，但小姨早在我出生之前就去世了。能不能让她正常点，为这事我都睡不着觉。”玛丽亚喝了一大口咖啡，似乎是在强调这一点。她喝的时候，我深吸了一口气，想让浓郁的咖啡气味唤醒我的神智，扫清我的困惑。

“她一直在自言自语。你们一定有药可以让她睡着。如果没有，我就拨打 911。”

“别急，我会和哈德利去看看。”克里斯廷安慰玛丽亚。

穿过走廊，我听到一个女人虚弱的声音。走进卧室，映入眼帘的是一扇通向露台的玻璃门、一个沉甸甸的木质梳妆台和一套床头柜，梳妆台旁边有个小桌子，上面堆满了书。一个大枝形吊灯挂在上方，样式非常华丽。我扫视着整间屋子，目光最终落在格伦达女士身上，剪短的白色卷发包住了她的脸颊。她在狂笑，可房间里空无他人，也无其他声音。

我惊诧地看着格伦达女士，因为她正对着面前的空气大笑，手还兴奋地挥舞着，似乎没有意识到克里斯廷和我的存在。

“不，不，不！”她喊道，“我没说那个。你太夸张了！”她的笑声回荡在整个房间里。

克里斯廷走到床边，轻触着她的胳膊，说：“嗨，格伦达女士！我是克里斯廷，这是我们的新护士哈德利。”我走过去，尴尬地挥了挥手。

“你好，嗨！”格伦达女士跟我们打招呼，“请原谅我，我有好几年没说话了。”

“您和谁好久没说话了？”克里斯廷问道。

“哦！我不能再失礼了。”格伦达女士拖着浓重的南方口音说，“这是我妹妹。你现在要帮我量血压吗，亲爱的？”

克里斯廷点点头并从护士包里拿出了血压计。我站在旁边，疑惑又惊讶，格伦达女士向我们介绍了一个不存在的人，她已过世的妹妹，而克里斯廷居然不为所动。在成为临终关怀护士之前，我也在医院工作，要是在那里，还不等格伦达女士把话说完，医生就要开精神类药物了。

克里斯廷记录下格伦达女士的生命体征，各项指标都很好，接着她就去找玛丽亚了。有一段时间，只有我和格伦达女士在一起。我手足无措，也不知该说些什么，于是干脆看着她的眼睛，浅浅微笑着，尴尬地摆弄着护士包上的拉链。好在克里斯廷只去了一会儿，她和玛丽亚一回房，就提出了“游戏计划”。

“看得出来你很累，也很担心你妈妈，”她对玛丽亚说道，接着又转向格伦达女士，“还有，格伦达女士，我知道你要和故人叙旧，所以我们要——只要你们两个人都同意——采取持续护理。”

只有当一个家庭的看护人无法处理眼前的情况时，我们才会采用持续护理，护士24小时留在患者家里，直到他们的症状更可控，或者不再需要护士为止。我从没参与过持续护理，不禁好奇它是怎么操作的，同时我还想了解临终关怀阶段使用的精神药物。

玛丽亚点头表示同意后，克里斯廷继续说：“哈德利在下班前都会一直陪着您，然后另一位护士会来换班，我们会重复这个过程，直到情况有所改善。”

我很震惊，瞪大眼睛看着克里斯廷，轻轻摇头暗示她，我还没准备好独自开如此复杂的药。她朝我露出鼓励的笑容，做出“我们聊聊”的口形。我试着回以微笑，但内心慌极了。我真的还没准备好！我怎么会觉得临终关怀这份工作适合我呢？克里斯廷走到走廊，示意我跟过去，我尽量让自己冷静下来。我向她解释说，我之前从来没有为临终关怀患者开过精神类药物。

不难看出，克里斯廷难掩笑意："别担心！除非有新情况，否则你不需要开任何药。若真有情况，给我或者医生打电话就行。"

我不解地问道："不用给格伦达女士开药吗？显然，她的幻觉已经很严重了"。

克里斯廷解释道："她没有产生幻觉，只是在穿越生命的最后阶段，遇见了已故的妹妹。你唯一要做的就是陪伴她，确保她的安全，这样她女儿就能好好休息了。"

我似懂非懂地点了点头，但其实完全没理解。

好几年前我在读护理学校的时候，在急诊科实习目睹过死亡，但两者完全不同。

尽管我理解临终关怀的含义，但在这样一个安静又平和的环境下，不采取任何措施来缓解患者的症状，难免让我感到陌生。目前为止，我在医院见过的死亡往往是迅速且痛苦的，周围的人混乱而慌忙。一个病房里最多时能有 15 人，他们跑来跑去，忙着做心肺复苏、推药、通氧、监测患者的脉搏是否恢复。家人往往不在场——如果他们在的话也会很快被赶出去——直到患者临终之际，他们才被叫进来道别。之后，护士回到护士站，等待见证下一场死亡，如此往复。

并非我对死亡熟视无睹，其实我大受触动。我在急诊科实习时最佩服的护士是那些能在一例又一例死亡间自如切换的人。大多数的医护都很佩服这种人。我也想成为这种人，能看淡生离死别，但我没法不动恻隐之心。

此刻的感觉很不一样，更私人，也更亲近。毕竟我是在格伦达女士的家里，她女儿就在走廊那头的沙发上沉沉睡去。这里很安静，几乎可以称为宁静，没有混乱的场景让人分神，也没有其他必须要做的事情。

几分钟后，克里斯廷走了，而我留了下来。

我回到格伦达女士的卧室，搬起桌旁的一把老式椅子，询问能否坐在她旁边。格伦达女士点点头，但眼睛一直盯着天花板。沉默了几分钟后，我点开平板电脑上的员工手册，不知道除此以外还能做些什么。

大概 20 分钟后，格伦达女士想起了我。“你是不是觉得我疯了？”她笑着问道。似乎我若有这样的想法会让她觉得很有意思。

我吃惊地回答：“不，完全没有！”

“没事的，”她继续说，“我女儿就是这么想的。”

我没搭话，因为不知道该说什么。格伦达女士顿了顿，在床上调整了一下姿势，继续说道：“我没疯。我妹妹就站在你旁边。”

我下意识地转向格伦达女士示意的方向，但只看到了床头柜。我点了点头来回应。

格伦达女士睡着了，整个房子都安静了下来，我意识到学校里没教过要如何处理这种情况。在护理学校的两年，学校每周会安排一整天来教选修专业课——家庭护理或者临终关怀，这是两个完全不同的专业课，我选的是家庭护理。虽然家庭护理讲的也是患者在家里接受治疗，但他们不会死去，这是两者之间最大的不同。

我在上一份工作中才真正理解临终关怀的含义，那时我是一家护理院的管理员。护理院会提供护理托管服务，也就是当看护人需要休息的时候，我们会照顾患者五天。我在当时只负责发放药物，不负责看管患者。但是我的确见过临终关怀护士来暂时代班。我很欣赏那些护士，她们能以一种我做不到的方式关心患者。每位临终关怀护士要兼顾 12~18 名患者，尽管要做的工作很多，但她们会坐下来和患者共度一些时光——这也是工作的一部分。在护理院，每位护士得负责 40 位患者，有时我感觉自己像皮礼士自动糖果盒，从一个房间跑到另一个房间，争分夺秒地分发必需的药物。有时，我在走廊中奔走忙碌，注意到护士就坐在患者床边，陪他们聊天——这感觉安静又和谐，人与人之间能产生这样的联结真是美妙。

有时，某位临终关怀护士会走过来向我解释患者的情况，分享后续的治疗方案。每次我问要不要叫医生，她们总会摇摇头，说已经通知医生了，一切尽在掌控之中。这一点也和其他类型的医护大相径庭。一般医护会用尽一切治疗手段和药物，竭尽全力挽救患者的生命，而临终关怀护士从不执着于治愈，她们只想让患者在生命的最后阶段过得舒心点。我看到患者和家人共享时光，而不是辗转各家医院。我看到临终关怀护士在尽最大的努力缓解患者的痛苦，但也仅此而已。依我看，医学正应如此。

我见到的临终关怀护士越多，就对这份工作越感兴趣。所以我决定看看哪里还缺人，甚至申请了寥寥数个空缺的职位，但都没被选上。那时我家附近只有三家临终关怀公司，每家公司只有三名护士在岗。更不用说这些工作都要求有经验——机会就这样破灭了。后来，（对于我）完全是机缘巧合，我才能从事如今这份工作。

有一天我在护理院上班，有人轻轻敲门。

我喊了一声："请进！"进来的是一位心事重重的女士。她说她父亲是蒂姆，也就是住在404房间的患者，患有脑癌，而且病情急剧恶化。临终关怀护士本应在一小时前到达并办理收治手续，但现在人还没来，也没有人打电话过来。我强压着心中对临终关怀公司的怒火，微笑着说会帮他们给公司打电话。毫无疑问，当时那位女士十分无助，甚至连抱怨的力气都没有。这太过分了！之前这家公司给很多患者提供了极佳的体验，但今天的情况属实无法被原谅。

那位女士一离开，我就一个电话打到临终关怀公司。电话响了好几声后，一位自称克里斯廷的女士接起电话。我说明了情况，并坦言为蒂姆和他的家人感到非常难过。碰巧那天我喝了太多咖啡，前一晚又没睡够，所以说话更不留情面。"被纳入临终关怀流程的感觉已经够糟了——现在过点了，你们又不管不问，这是雪上加霜！你们肯定有自己的借口，但蒂姆不该被这样对待。"克里斯廷解释，一位护士临时离职了，内部现在一团乱。"但我可以自己过来为蒂姆办收治手续。"她继续说道。

我松了一口气。"抱歉让你为难了。"我说，然后克里斯廷挂了电话。

一小时后，蒂姆办完了临终关怀手续。一家人拥抱了克里斯廷——她没有食言——并和她道别，他们看起来很高兴。我看到克里斯廷在走廊不远处给手消毒，她看见我后径直向我走来。

“你就是哈德利？”她问。

“是的。真的很对不起。”

“没事，”克里斯廷说道，“看得出来你很关爱患者，我很欣赏这一点。”停顿了几秒，她继续说道：“如果我没记错的话，之前你是不是给我们公司投了简历？”

我环顾四周，确保没有任何同事能听见我的声音。“是的，大约6个月前，但我没通过。”

“你还想来吗？”克里斯廷问道。

“当然。”我答道，试图控制自己的声音，因为我兴奋的时候声音会变得很尖。

“下班之后能来面试吗？”

“5点可以。”我说。

得到这份工作的时候我非常开心，它的实际体验也很棒。但此时此刻，在这个房间里陪着格伦达女士的时候，我有些力不从心。我开始怀疑自己究竟适不适合做一名临终关怀护士。正当我思索着这一切的时候，我听到一阵声响，低头一看，格伦达女士睁开了眼睛，正抬头看着我。“嗨。”我笑着对她说。

“我刚刚做了一个特别美妙的梦，”她开心地舒了一口气，

“我和爸爸妈妈从花丛上方飞过，我妈妈看起来容光焕发，年轻极了，我感到无比幸福和平静。”

“听起来确实美妙！”我说。的确如此。

格伦达女士呼出一口气，看着我旁边的木桌说：“我看到我妹妹还在那里，她说会陪着我到离开的那一刻。”

我看向木桌，但只看到了书。在好奇心的驱使下，我问格伦达女士她要离开去哪儿。

“我不知道。”她边说边拿起盖在身上的毯子，然后又放下。一会儿，玛丽亚进来了。她走到床边，吻了妈妈的额头，如释重负般地跟我们说睡一会儿后感觉好多了。

“我也是。”格伦达女士笑着说。

“你还能看到小姨吗？”玛丽亚问道。

我知道玛丽亚肯定不想听到妈妈的那些回答。

“没有，我猜我刚刚就是太累了。”她回答道，然后把头转向我。那眼神仿佛担心我会戳破她的谎言，但我一个字也没有说。

玛丽亚松了一口气，握紧了她妈妈的手，如释重负。她感谢我“治好”了她妈妈。我不确定应该如何回应，所以我什么也没说。

我假装在平板电脑上填表格，其实是在继续观察格伦达女士。她不停地望向我旁边的桌子，然后又看向挂着吊灯的天花板——她告诉我她能看到妹妹的时候就一直盯着那儿。我一遍又一遍搜寻那个角落，但那里什么都没有。我想知道她看见了什么。

中午，玛丽亚过来说我可以离开了。我回到车上，给克里斯廷打了通电话。

“嘿，格伦达女士和她女儿说她们现在没事了，但我不确定自己应该做些什么。”

“很好！她需要什么吗？”

“不用，她睡着了，醒来后告诉我她还能看见去世的妹妹，但是她对自己的女儿撒了谎。”

“我觉得她非常了解自己的处境，甚至还能注意到女儿的感受。所爱之人在我们弥留之际来接我们，这听起来很疯狂，是吧？”

“这正常吗？”我持怀疑态度。

“正常，一直都是这样。”克里斯廷随口答道，“所以，在这种情况下，如果不需要介入，其实不必选择持续护理。指南上规定护士每小时至少得采取一次症状管理措施，这样才算持续护理。但我们不需要这样做，这是最好的情况。所以，不妨称之为一次时间较长的拜访吧。”

对此我没有异议。挂了电话后，我盯着前方的车道，感觉有些恍惚。格伦达女士不可能真的看见了她已故的妹妹，对吧？我又拿出了平板电脑，翻看她的资料，查看最新的医生记录：这是一位 86 岁的女性，患有转移性黑色素瘤，在医生建议手术后，坚持不要后续治疗。该患者思维灵敏、目标明确，经过反复沟通后，我们决定启动临终关怀服务。

这样的皮肤癌并不会导致患者思维混乱或出现幻觉。我又看了最新的CT扫描，试图找出个所以然。我找到一周前的扫描结果：肝门淋巴结肿大，伴左髂窝小肠肠壁明显不规则增厚，引起肠管扩张。未见明显肠套叠征象。

也就是说，癌症扩散到了她的肠道，但这仍然无法解释她为何会神志不清。我盯着窗外，百思不得其解。

我觉得一定有解释，只是我目前的知识水平还不够。临终关怀培训包括一周线上培训，之后是护士线下培训。这期间，新入行的护士要学一门线上课程，还有一本书要读。大多数的培训都包括填表，这是临终关怀护理的重要组成部分，也是联邦医疗保险指南的要求（指南的要求非常复杂，我花了三年时间才掌握）。之后，所有内容都要通过跟诊学习，就像那天我跟着克里斯廷那样。听上去培训量少得出奇，但我觉得足够了。临终关怀护士会面临很多不同的场景，一本书或是一门课程不可能涵盖所有内容，需要通过跟诊获得第一手知识，然后在实际工作中不断内化。

那天下午我得跟着阿曼达学习，所以我放下平板电脑，舒了口气，开车去患者家里见她。观摩阿曼达完成了一次常规护理后，我问她之前有没有见过格伦达女士。

“见过，是我收治她的。她人是不是特好？”

“超级好，”我同意，“但是她说自己看见了早已去世的妹妹，她是不是老糊涂了？”

“不是的，她能回答我所有的问题，知道自己在哪儿、总统是谁、自己叫什么名字。总统那个问题给我的印象非常深刻，因为她甚至能说出当时是奥巴马的任期，但快大选了——所以她肯定没老糊涂。”

“哦，”我不解，“所以有些人真的能看到故去的亲人？这很稀松平常吗？”

“是的，”她答道，“他们都会看到一样的场景。这与种族、宗教或者其他因素都无关。”

我若有所思地点点头，但大脑却在飞速运转。为什么所有护士都好像见怪不怪了？

那天下午，我和阿曼达给夜班护士打电话，跟她汇报格伦达白天的情况，她对格伦达女士的行为也没表现出任何诧异。

“也就是说，今晚你大概率还得去看她，”阿曼达告诉那位护士，“如果她没打电话，明天早上哈德利会去看她。”

格伦达女士没打来电话，所以第二天早上 8 点，我准时来到了她家。

我走进卧室时，格伦达女士还在睡梦中，我轻轻把护士包放在地上。“嘿，格伦达女士，我是哈德利。”我和她打招呼，掀开被子好让她的胳膊露出来，胳膊看上去比昨天还要苍白，且微微有些发紫。我摸了下她的右臂，触感冰凉。我再次轻轻地唤她：“格伦达女士，醒醒？”我拿出之前塞进护士服口袋里的听诊器，放在她的胸口上。她的心跳很慢、很微弱，以至于很难辨识。我把自动血压计套在她的胳膊上，按下开关。血压计嘟嘟响了几声之后开始充气，除了格伦达女士微弱的呼吸声之外，房间里只有血压计启动的声音。我看着血压计套袖瘪下去，又重新充气，停了几秒钟，上面显示了两次“错误”，然后就关机了。

“格伦达女士，我要检查一下你后背的绷带。”这次我提高了音量。我把她那枯瘦的身体翻了过去。她后背上方被枕头压出了印记，但她的衣服很干净。老年人很容易皮肤受损，出现褥疮，不及时处理就会感染，因此我们总会格外留意这一点。我把枕头垫在她的胸腔下方，然后慢慢让她躺回来，调整好位置，这样她就能稍稍向左侧卧。

在整个过程中，格伦达女士纹丝未动，也没发出任何声响。她可能是昏迷了。玛丽亚站在走廊，我走过去，尽量委婉地告诉她这个消息。眼泪瞬间从她的脸颊滑落。

“我该怎么做？”她问。

“我觉得你应该和她说说话，告诉她你有多爱她。我在学校学过，虽然人昏迷了，无法回应，但仍然能听到你说话。”

玛丽亚点点头，用手背擦掉眼泪。她半蹲在妈妈的床边，满怀爱意地把她的白色卷发从脸上拨开。

“妈妈，是我。真抱歉昨天对你那么凶。我现在特别慌。你教会了我一切，却唯独忘了告诉我，假如生命中最重要的人离我而去，我该如何生活下去。没有你我该怎么办？”

看着她们两个人，我的眼睛也模糊了。之后格伦达女士吸了一口气，比之前的声音都要大。这是她的最后一口气吗？又过了仿佛一辈子那么长，实际可能只有一分钟，格伦达女士又大声呼吸了一次，之后是一阵很长的停顿。

玛丽亚把头靠在妈妈的胳膊上。“去找小姨吧，”她哭着说，“我知道你想她。我已经开始想你了，妈妈。我爱你。”

格伦达女士又呼吸了一次，这次更浅，也更平静，然后一切都安静了下来。过了一会儿，玛丽亚意识到妈妈就这么走了。她仔细端详着妈妈的脸，看上去像个无助的孩子。我本能地走过去，把手放在玛丽亚的肩上。她也把手放在我的手上。我们就那样静止了好一阵子，我不想打破此刻的平静。几分钟之后，玛丽亚转向我。

“现在该做什么？”

我不确定。那是我第一次独自处理死亡，突然脑海中一片空白，培训过的内容都想不起来了。

“我立马查一下，抱歉。”我嘴上嘟哝着，走向我的护士包。我快速翻看那些文件，找到了一个写着“患者死亡步骤”的清单。我立刻翻到步骤一：听患者心跳两分钟。如果没有心跳，检查时间，宣告死亡。

我转向玛丽亚说：“一会儿要宣告死亡时间了。我不会大声说出来，你确定要留在这儿吗？”

“要，”她答道，“不过请大声一点，那样感觉才更真实。”

“好。”我说着，戴上听诊器，走到格伦达女士身边，把听诊器紧紧贴在她的胸口。一片寂静。我看着手表，等秒针走完一圈。玛丽亚就站在我旁边。吊灯闪烁了一下，我不自觉地抬头看了一眼，错过了秒针指向 12 的那一瞬间，标志着第一个一分钟已经过去了。玛丽亚皱起眉头，面露不解。我继续监听心跳，什么也没说，决心不能错过第二分钟。我盯着秒针，吊灯又灭了一下，然后又亮起。两分钟整，一拍心跳也没听见。

我看着玛丽亚，她肯定地对我点头，好像在说："我能承受。"

"死亡时间：上午 8 点 42 分。"我低声说道。

就在那时，房间角落传来砰的一声响。吊灯彻底熄灭了，我们置身于一片黑暗中。

第 2 章

卡　尔

历经 8 个月左右的见习，我准备好独自接诊我的第一位患者了。敲响卡尔先生的家门时，我感觉既激动又紧张。虽然我已经掌握了临终关怀护理所需的所有关键技能，但我知道还有更多功课要做。毕竟，我将遇到许多完全没经历过的情况。

特拉维斯和我站在卡尔先生家门口的时候，他向我介绍情况。特拉维斯也是一位临终关怀护士，刚升职到管理岗，正欲将他的部分患者转到我手上。前 4 个月一直是他在护理患有慢性心力衰竭的卡尔先生。特拉维斯告诉我，卡尔先生的妻子曾是一名护士，所以任何医疗决策都要与她商量。我点了点头，但心跳得更快了。

资深护士常常会欺负缺乏经验的护士。我之前在护理学校的时候就注意到了这个现象。有些资深护士会在分配他们带实习生的时候翻白眼。有些人甚至把不耐烦写在脸上，大声说些类似“为什么他们总让我带学生？他们明明知道我讨厌学生”这样的话。

甚至在新人正式成为一名护士之后，还有一些心照不宣的论资排辈，新人要主动遵守一些潜规则，比如必须随时待命、周末加班、值夜班。

我知道卡尔先生已经 80 多岁了，所以他的妻子玛丽女士的护理经验肯定要比我丰富——至少多出 30 年，就像特拉维斯那样经验丰富。他看出了我的焦虑，安慰我说："别担心，他们会喜欢你的。"

就在这时，一位身材瘦小的女士走到门口，她身穿一套艳粉色运动服，发型规整，妆容精致。那正是玛丽女士。"特拉维斯！"玛丽女士叫道，并抱了抱他。很好，我心想。他们听到我要接替特拉维斯时大概会非常失落。特拉维斯让开位置，把我介绍给玛丽女士。玛丽女士来回打量着我们，我能看出她的疑惑。

"是的，我升到管理岗了，"还没等玛丽女士问，特拉维斯就开口了，"我会把照顾卡尔先生的工作移交给这位非常能干的哈德利护士。"

玛丽女士立马接话道："好吧，我们会想你的，但还是祝贺你能升职。你们快进来吧！今天怪闷热的。进屋喝点甜茶吧！"

我们走进温馨的小木屋，里面到处是植物和书籍，阳光洒满房间。玛丽女士递给我甜茶的时候，我感觉自己放松下来了。"我听说您曾是一位护士。"我犹豫着说道。

她摆了摆手，似乎要否认这一点。"是儿科护士，亲爱的。我对临终关怀一无所知。只要你在治疗之前告诉我你要做什么，我就不会管东管西。"她朝我眨了一下眼，给了我一个微笑。

我们跟着玛丽穿过走廊，进入一个较昏暗的卧室，就在刚才明亮的客厅旁边。卡尔先生躺在一张护理床上。我能借着电视机的亮光看出他的样貌。

“亲爱的，我们来了一位新护士。”玛丽开心地告诉她丈夫。卡尔先生咕哝了一声就把电视音量调得更大了。特拉维斯问能不能把灯打开，还暗自笑了一下。

“不。”卡尔先生粗声答道。

但特拉维斯还是把灯打开了，边道歉边解释我们会在 10 分钟之内结束。特拉维斯开始为卡尔先生检查皮肤、查看是否有需要处理的伤口，卡尔先生明显很沮丧。我静静地站在一旁，试图掩饰自己的表情。尽管我不必表达任何观点，但是我觉得如果特拉维斯无论如何都要把灯打开的话，就不应该装模作样地征求卡尔先生的同意。在我看来，这让人误以为自己有得选，对像卡尔先生这种情况的人来说很残忍，他们的选择明明已经如此有限了。我默默记下，如果未来遇到类似情况，我会先解释接下来的计划和原因，然后向患者保证我会尽快完成所需的处理。

没有发现任何需要处理的伤口，特拉维斯跟玛丽女士快速交代了一下他会再开些药。玛丽女士点了点头。

5 分钟后，特拉维斯和我又站在炎热的日光下，他说：“卡尔先生脾气很差，我应该先提醒你就好了。”

我避开刺眼的太阳，静静地看向我的车。和其他护士共事的时间越长，我就越能观察到与患者相处时的理想状态，同时也能看到一些反面教材。

两天后，我又来到卡尔先生和玛丽女士的家，但这次只有我自己。卡尔先生现在已经是我的患者了，我准备做点不一样的。显然，他不喜欢临终关怀——理由明摆着，他只想自己安安静静、不被打扰地看电视。作为一个年轻且心怀热忱的护士，我下定决心要改变他的想法。

当玛丽女士为我开门的时候，我高兴地发现她换了另一套运动服，这一次是宝蓝色的，她的发型和妆容依然完美无瑕。我希望自己在50年后看起来能像她一样容光焕发。她招呼我进去，让我直接去卡尔先生的卧室，她随后就来。

卡尔先生还躺在我上次见他的那个位置。同样，房间里只有电视的亮光，他盖着的白色床单拉到了他下巴那里。

“嘿，卡尔先生，我能进来吗？”我小声问道，轻轻敲了敲卧室的门。他看向我，有一丝疑惑，但还是点头允许了。我没有直接开灯，而是坐在他床边的椅子上，问他在看什么。

“体育。”他就蹦出这两个字。

我静静地和他一起看了一会儿电视，注意到他每隔几秒就会瞥我一眼。最后他终于忍不住问道：“你不需要做些什么吗？”

“有，但我可以等到广告时段再做，不着急。”

他挑起眉毛，显得很惊讶，但是什么也没说，就继续看电视了。

广告一到，我问是否可以开灯来查看他的皮肤状况有没有好转。他点点头，接着我就开始做检查。刚一做完，我就把灯关了，但是他让我把灯开着。我照他说的做了，然后坐回去写表格。安静地工作了一会儿后，我注意到电视上正是我男朋友克里斯最喜欢的橄榄球队。

“噢，我男朋友昨晚看了这个！”我叫道，“他可迷这个了，但是他讲的东西我都是左耳朵进，右耳朵出。”

我看到卡尔先生笑了。这意味着他的戒心稍稍解除了些。

“我知道达阵的意思，但首攻又是什么？”一点善意的谎言无伤大雅。

“那是一方在场上到达某个位置，然后有四次机会在场上推进，直到达阵。”他解释道。

“哇哦，原来如此！”

“你确定你能做我的护士？”他轻声笑着问我。

我耸耸肩说：“我猜您得吃点苦头才能知道答案。”

这次卡尔先生笑得很大声，玛丽女士马上冲进房间，紧张地问出了什么事。发现我们是在放声大笑后，她的担忧瞬间烟消云散。

我和玛丽女士一起离开了卡尔先生的房间，她用胳膊搂着我，感谢我让卡尔先生笑了。她告诉我上次听他笑已经是几个月前了。

那天回到家晚餐后，我迫不及待地与克里斯分享新患者的情况。他问我喜不喜欢这个新任务。“喜欢，”我答道，“感觉我真能做点什么。”

“我真为你感到骄傲！”克里斯说。他吻了我的额头，然后起身收拾餐桌。

克里斯是一位理疗师，我是在上一家护理院的工作中认识他的。我刚开始工作时经常听到他的名字。

“你见过那位理疗师了吗？”斯图尔特太太问我。当时我正在为她换床单。

“还没有。”我心不在焉地回答，同时一边检查她的皮肤状况。

“他在午休时间帮我活动过腿。我保险里的理疗次数用完了，所以他免费帮我做康复。”

我从来没听过有医生会这样做。“这太了不起了，他听上去是个很棒的人！”我对斯图尔特太太说。

“他确实很好。”她笑着，挤了一下眼睛。

我第一次见到克里斯是从另一位护士那里拿报告的时候。他30多岁，外形帅气，我甚至能看见他手术服下的肌肉。他的长相很特别，后来我才知道他有希腊和日本血统。那位护士介绍我和克里斯认识，我们对视，彼此羞怯一笑。我偶然看到摩根女士在注视着我们，她也是一位患者，然后自己转着轮椅沿着走廊离开了。

那天晚些时候，摩根女士转着轮椅来到护士站，当时我正坐在那里写表格。

“你单身？”她问。

“是的。”我答，不明白她问这个干什么。

“你应该多和克里斯聊聊。”

我大笑。“我倒是想，但是我没有任何理由去他的办公区。”护理院把住院和康复安排在大楼的两个区域，中间隔了一个餐厅。我们在餐厅偶遇的可能性极小。

摩根女士皱起眉，显然是在盘算着什么，然后她迅速转动轮椅离开了。我从门框后面看她要去哪里，她停在了朋友们的旁边——那里是红帽协会（妇女联谊组织，很多护理院都有）。她们边聊边咯咯笑着，时不时就往我这边看一下。我埋头继续填表格。

第二天，我经过走廊时，看见摩根女士自己从轮椅上撑着站起来，然后倒在地上。我完全不明白这是怎么回事，就跑过去问："您还好吗，摩根女士？"

"哦，亲爱的，我跌倒了。需要理疗师帮我检查一下。你方便送我过去吗？"

我睁大眼睛看着她，心里明白她是故意"摔倒"的。她故作痛苦（实则一眼就能看穿），眼睛里闪烁着激动。我不知道还能怎么办，只好帮摩根女士重新坐回轮椅上，推着她去了理疗区。

克里斯一看见我们就立马从座位上起身。

"怎么了？"他蹲在摩根女士身边问道。

"我真是太笨了！不小心从轮椅上摔了下来，这位心地善良的护士姑娘把我扶了起来，带我来找你。"

我不想反驳她，只好附和道："看来这里有人能把你照顾得很好，那我们下午发药的时候再见。"

"哦，不！这里很快就好了。要不你留下吧，这样我就不用自己吃力转着轮椅回去了。"摩根女士看起来满不在乎的样子。

我耸耸肩，坐到附近的一摞蓝色体操垫子上，看着克里斯为她做检查。直到后来克里斯才告诉我，他一直都清楚，摩根女士一点问题都没有。但是，他很配合摩根女士的表演。

“你喜欢这份新工作吗？”他边转动摩根女士的手臂边问我。

“每个人都好像已经在这里工作了一辈子似的，彼此之间非常了解。我是新来的，感觉有点难以融入。”

“我在这儿工作了四年，认识每一个人。我可以帮你介绍一下。你愿意留下电话吗？”他问，从桌子上抓起一个笔记本递给我。我试图掩饰自己的小鹿乱撞，写下电话号码，把本子递回给他。

距离那天已经快两年了，我们的爱也越来越浓烈。

独自照看卡尔先生的3天后，我再次上门，感觉更有信心了。玛丽女士照常穿着运动服和我打招呼，迎我进门。我发现他还在原来的位置，但这次脸上却充满笑意。

“我男朋友对我的橄榄球知识赞叹不已，”我说，“多亏了您！”

“哦，那没什么，”卡尔先生回复，“我还有很多事情可以告诉你。你听说过尤塞恩·博尔特吗？”

“没听说过。”我笑着说。

卡尔先生趁我做护理评估的时候给我讲了很多细节，比如博尔特是一位短跑名将，刚刚连续第三次在两个奥运项目上摘取金牌。在我检查卡尔先生的心肺情况时，他说：“别告诉你男朋友是我说的。就当是你自己了解的，看看他会说什么。”

我笑着接受了这个建议。

我回到车里，在开往下一位患者家的路上迫不及待地打电话给克里斯，告诉他我听说了博尔特的传奇。

“你还知道这个？”他兴奋地问道，然后轻快地与我分享起博尔特奥运会生涯的逸事。到达下一位患者家还要 15 分钟，我很乐意让他多给我讲点。

几天后，我开心地向卡尔先生汇报：克里斯很激动我对体育萌生了兴趣。卡尔先生向我保证这是我们之间的秘密，我们一起笑了起来。但在这欢笑背后，我感觉心中有千斤重。我清楚地知道，我和卡尔先生之间的感情渐渐加深，无疑是为我日后的心碎埋下了种子。我提醒自己为今天而活，而不是为明天的恐惧——这是我从事临终关怀工作以来对自己许下的诺言。

几周后的某一天，卡尔先生一见到我就递来一张手写字条。我好奇地打开了它，一串清晰的草书写着过去几天的新闻。“我现在会把一些话写下来，”他说，“每次你离开以后，我总会想起一些忘记告诉你的事。这样我就不会忘了！”

“完美！”我回应，“这样我也不会忘了。”

几个小时后，我去托儿班接布罗迪，进家门之前，我们在车里待了一会儿。布罗迪在路上就睡着了，趁他睡觉，我从护士服的口袋里拿出那张皱巴巴的纸读了起来，心情莫名地好。那时，卡尔先生的新闻播报已经不仅仅限于体育，还涵盖了时事和其他值得关注的话题。他知道我是一个单身妈妈（那时我和克里斯还没有结婚），没时间坐下来看新闻或者读报纸，所以他肩负起了告诉我新鲜事的任务。我感谢他为我做的一切，卡尔先生却说这让他有盼头而且有事可做。我把纸叠好放进车上的中控台，轻声叫醒布罗迪，回到家里。晚餐时我和克里斯分享了最新的体育新闻。我默默感激卡尔先生让我更有见识了。

橄榄球季开始又结束，转眼已是冬天。

一个寒冷的周三早上，我难得空闲下来，坐在桌子旁喝着热咖啡，和同事们聊着天。

我们聊得正欢时，特拉维斯冲进来，打断了我们的谈笑。“哈德利，卡尔家来电话了。玛丽需要你。”我的同事同情地看向我，她知道我有多喜欢卡尔。我点点头，穿上厚重的外套，冲出办公室。

对于接下来发生的事，我全无准备。

走进卡尔和玛丽的家，我对那里已经很熟悉了。我脱下外套，听到房间后面有声音，我能听出来那是玛丽。我随即走进卡尔的卧室。看着空空荡荡的护理床，我内心涌起怒火。卡尔先生死了吗？殡仪馆的人已经来过了吗？把他带走了吗？为什么特拉维斯没告诉我？

有人从后面碰了我一下，我的愤怒立即转变为困惑。“嘿，哈德利。”我听见有人叫我。我转过身，是卡尔先生在说话。

我的眼睛被一道亮光晃了一下，原来是卡尔先生手上拿着一个黑色手提式手电筒。他从我身边经过，像是在执行任务。

我迷茫地看了看玛丽女士，她就跟在卡尔先生后边，伸出胳膊护着他，以防他向后摔倒。她看上去和我一样不知所措。

“发生了什么事？”我小声问她，“他不是没下过床吗？我还以为他没法走路了！”

“我也以为。”她慌张地小声回应。

“他这样多久了？”

“至少一小时了。他也不搭理我，就拿着手电筒在屋子里转悠，在窗帘后面和狭小的地方找来找去。我以为你知道这是怎么回事。”

我瞪大眼睛，摇了摇头。

我转身看向卡尔先生，他现在又用手和膝盖撑在地上，看着护理床底下。“你在干什么呀？”我问，尽可能让人听不出异样，尽管我能感觉到我的声音在发抖。

“我在和安娜玩捉迷藏。”他说着，好像那是世界上最显而易见的事情。我之前从没听说过安娜的存在，我转身问玛丽女士，看到泪水在她眼睛里打转，双手紧握放在胸前。过了一会儿她整理好情绪，解释道：“安娜是我们的宝贝女儿。她两岁时溺亡了。卡尔为此一直责备自己。那不是任何人的错，但他一直都没法原谅自己当时没能救下她。”

我听到这个信息时脊背发凉。不知道该说什么或者做什么。就在这时，我耳边响起在护理学校最喜欢的一位老师的话：找到患者的所在之处。

但问题是：卡尔在哪儿？他好像同时置身于两个地方——肉体层面上，他跟玛丽和我共处一室；但在情感和精神层面上，他更像是在其他地方，和安娜相聚。自从格伦达女士去世后，我在其他患者身上也看到了这种临终前的亲人拜访。这种现象变得越来越稀松平常——但来接他们的一般不是孩子。更复杂的是，尽管我与卡尔和玛丽相处了几个月，但直到此刻才发现他们曾经有个孩子，而且我从没见卡尔离开过他的床——而现在，他精力充沛、腿脚飞快。

好吧，我想，我能应对。我找到卡尔先生，他此刻正在浴室的毛巾柜里一通翻找，我慢慢地靠近他。

“我能为你做点什么吗？”我问。

他直直地看着我，眼含泪水，说：“我知道她在哪儿。”

“你知道？”

“我知道，但是现在还不能去找她。不过，我觉得快了。那是我妈妈告诉我的。”

“你也看到你妈妈了？”我问。

“是的。”他淡淡地答道。

“我们现在要做什么？”

“要不躺下？”他耸耸肩。

我点点头，然后慢慢扶着卡尔回到他的床上。

安顿好卡尔后，我和玛丽女士拥抱了彼此，我告诉她如果半夜有需要可以打电话给我。我从正门离开，走进寒冷的空气里，太阳正落山，夕阳把世界染成一幅红色、橙色和紫色交织的美景。我花了一分钟欣赏天空，突然一只蓝知更鸟吸引了我的注意力，它停在附近一根树枝上，一动不动，凝视着我。我突然想那会不会是安娜，不过马上就把这个想法从脑海中赶跑了。我这是在犯傻。不过是个巧合罢了，或者是幻觉之类的东西……

我坐进车里，调高温度，给临终关怀医生库马尔打了个电话。我总是很喜欢和他说话，因为他极其聪明，为人又特别亲切，而且十分健谈。库马尔医生和我以前共事过的其他医生很不一样——他更随和，而且非常信任和他搭班的护士。

“嗨，什么事？”他接起电话。

“你现在忙吗？有件事想找你商量，不过不是什么要紧事。”

我透过挡风玻璃看着那只蓝知更鸟，它还一动不动地停在树枝上，直勾勾地盯着我看，非常奇怪。

“不忙。怎么了？”

“我想跟你反馈一下卡尔先生的情况。他今天下地走路了。我之前从没见过他走路。”

“哦，应该是回光返照。”库马尔医生回复道，听起来波澜不惊，甚至有些漫不经心。

“啊，什么？”

“几乎每个人在死亡前都会经历能量的爆发。”他说，就好像人人都知道这个医学事实。我现在才知道回光返照很常见。一般来说，亲人看到这种情况会误认为患者奇迹般地恢复了。但了解情况的人知道，这是死亡临近的前兆，意味着患者命不久矣。

“我也觉得，”我应和着，还没反应过来，“我还不太熟悉这种情况，他还看见了过世的母亲和孩子。”

“他有感觉痛苦吗？”

“没有，他很平静。”

“他很可能马上就不行了。”库马尔医生说这话时，那只蓝知更鸟从树枝上飞走了。

“你没听见我说的话吗？”我喊起来，“他走路了！他在好转。生命体征也都正常。他不会死的。”

“你会知道的，哈德利。”库马尔医生平静地说。随后，通话结束。

经过那一整天的事后，我心神不定。最后只好强迫自己去睡觉，一整晚我都梦见一个梳着辫子的金发小女孩，在野花丛中奔跑，几只蓝知更鸟欢快地伴着她飞舞。我醒来时感觉自己仿佛一夜未眠。

第二天，就像寻常的周二上午一样，我来到卡尔先生的家，不确定这次会看到什么。卡尔先生回到了床上，而玛丽女士陪伴在侧。

“他每次只能清醒几分钟。”玛丽女士告诉我。

就在此时，卡尔先生睁开了眼睛，对我微笑。“嘿，我最喜欢的护士。”他很虚弱，眼睛几乎没法一直睁着，也没法照平常的语速说话。

“嗨，我最喜欢的患者。”我回应他。这是真话。尽管那时我得同时负责 12 位患者，我感觉和卡尔还有玛丽之间有种特殊的情感联结。一部分原因当然是他接受临终关怀已经好几个月了——但事实远不止如此。和他们来往让我感觉亲切又放松。“昨天你过得很充实，”我轻轻说道，“等我做完评估，你马上就能休息了。”

我仔细听了卡尔先生心、肺的工作状况，就像之前无数次那样。

“谢谢。”他说。

“谢什么？”

“谢谢你给我带来期盼，而不是死亡。”两行热泪从我的脸颊滑落，我羞愧地红了脸。“我会想你的，孩子。”他说话的时候几乎睁不开眼。

“我也会想你的，卡尔先生。”我回应他，泪水模糊了我的视线。

玛丽女士送我出门时，问我卡尔先生还剩多少时间。

“说实话，我是真的不知道。”我答道，试着平复心情。

那晚，我带着沉重的心情爬上床。我还没做好失去卡尔先生的准备，他就像我的爷爷一样。我试着刷社交媒体 Instagram 来麻痹自己，但是不管用。晚上 10 点左右，我迷迷糊糊地睡着了，直到次日凌晨 4 点突然被电话吵醒。是当晚的值班护士打来的。

“哈德利，很抱歉打扰你。我现在在城市的另一边，帮助一位疼痛难忍的患者，卡尔先生的妻子刚打来电话，听上去很着急。她需要有人去她家一趟。你这边方便过去吗？”我确实是那晚的后备护士，但在做临终关怀工作将近一年的时间里，我还没有在半夜接到过电话要去看一位患者。因为我们有两位夜班护士，只有他们同时都在忙的情况下，电话才会打给后备护士，但这不太可能发生。

“当然。”我回答完就挂了电话。

“谁呀？今天应该不归你值班吧。”克里斯迷迷糊糊地说道。

“卡尔先生需要我。”说着，我已经从床上爬了起来，“之前从没人给我打过电话。”

克里斯心疼地看着我。“那你最好赶快过去，”他说，“我会照顾好布罗迪的。你安心工作吧。”

我给了他一个告别吻就出门了。

在开往卡尔和玛丽家的路上，我的心情很沉重。我回想起第一次和卡尔先生见面的场景，回忆起这几个月来他跟我分享的所有体育知识，还有跟他和玛丽聊天时喝过的甜茶。我还想到他昨天上午和我说的最后几句话。

我到达他们家时，感觉到了一种异样的氛围。我悄声走进卡尔先生的卧室，玛丽女士在门外看见了我。

“他走了。”玛丽女士几乎是用同情的语气对我说，好像是要缓解内心的悲痛。

“好的。”我深深地呼了口气。随后立马道歉，感到有些尴尬，我意识到是玛丽失去了爱人，为了她我要坚强起来。

我和玛丽一起走进卧室，电视机没再亮起，房间里一片漆黑。我打开灯，看着卡尔先生毫无血色的身体。我把听诊器放在他的胸口，就像我曾经做过很多次的那样，但这次我没听见熟悉的心跳声。我没有低头看向他那带着笑意、饱经风霜的脸庞。只是这次不同，这里一片寂静，空空荡荡。

我的泪止不住地往下流，沙哑的嗓子几乎无法发出声音来，“死亡时间：凌晨 4 点 47 分。”我抬起头，和玛丽女士对上视线，我们两个人的眼里都泛着泪光。她走过来抱着我，我哭得更凶了。

“抱歉，真的抱歉。明明应该是我来安慰你。”我哽咽着说道。她退后一步看着我，坚定地说：“我们彼此安慰就好。不要道歉。我们都非常爱你。我们都知道，是上帝把你送到了我们身边。”

我无言地点点头，泪止不住地流下。我扑进玛丽怀里，想起初次见面时我是那么胆怯。现在想来有点滑稽，我从她那里感受到的从来都是爱和接纳，更不用说她完全信任我的能力。几分钟后，我整理好了自己的心情。

“现在该做什么呢？”她问。

“我要叫殡仪馆的人来。”

玛丽女士叹了口气，又点了点头。

打完电话，我和玛丽女士打算为卡尔先生换上一套深蓝色西装，那是他想穿着离开的衣服。我们一起给他穿上西服外套时，有些不太容易。然后我从那把熟悉的椅子上抓起一条樱桃红的领带。我把领带递给玛丽，说：“我不会打领带。”

她接过领带，轻声笑了起来。“我也不会。”突然，那轻笑变成了捧腹大笑。“如果他现在在这里，一定会问如果我们连领带都不会系，他怎么相信我们能挽救生命呢？”

我也开始大笑，直到门铃响了才停下来。我去开门，脸上还带着笑容，玛丽女士的笑声在我身后回荡。我敢肯定殡仪馆的工作人员觉得我俩疯了。

他们把卡尔先生放到轮床上，给他盖上了白色单子，玛丽女士像是突然想起了什么似的，打断了他们。

“袜子！”她说，“得给他穿上袜子！”我看着她。她接着说：“安娜……他们把安娜带走的时候，卡尔给她穿上了袜子。他说他不想让安娜的脚受凉。”

我很理解地点点头，把领带和袜子递给殡仪馆的工作人员。

他们离开前需要我的签名，这是常规流程。我想起自己身上没带笔，也不想给玛丽女士添麻烦，就回到车里拿笔。我在车里找笔的时候，感觉摸到了一张叠起来的纸，不禁心生疑惑。我拿出来，意识到那正是卡尔先生在几个月前写给我的第一张纸条。我抚摸着他的笔迹，深深地叹了一口气。

我快步走回房子里，给等候的殡仪馆工作人员签字。我帮他们撑着前门，头抵在门框上，看着他们把卡尔先生抬走了。

他们把卡尔先生推下车道送进灵车时，附近传来鸟鸣声。在临近的一棵树上，我又看见了一只蓝知更鸟。它欢快地叫了几声就开始扑扇翅膀。我惊讶地看到那只小鸟直接跟在灵车旁边飞走了。

我笑了，眼泪一下子又涌出来，小声说着：“安娜，替我照顾好你爸爸。”

第 3 章

苏

卡尔去世后的秋天，我接管了苏女士，她患有慢性阻塞性肺病（慢阻肺）。慢阻肺是一种全身性疾病，会让患者呼吸困难，仅仅是在房间里走几步路就会让他们感觉像是跑了一场马拉松，喘不过气来。

我第一次见到苏女士是在一个清冷的秋天早晨。她的儿子弗雷德热情地迎接了我，他看着还不到 50 岁，但我觉得他肯定要更年长些，毕竟他母亲已经 98 岁了。他的妻子利安娜就站在他身后，态度同样很友善。

在初次见面的寒暄后，弗雷德先开口："我们想提醒你一句，我妈妈有点难搞，而且为人相当固执。她得慢阻肺好几年了，但是有一天晚上情况非常不妙，我们就拨打了 911。一到急诊室，她的呼吸就又通畅了，但她拒绝接受任何治疗和检查。所以，医生建议我们试试临终关怀。"

“明白了。我真想马上见她一面。应对她这样的患者我很有经验！”我信心十足地说。尽管还有很多要学习的，但那时我已经单独护理好几位患者了，而且接受临终关怀的慢阻肺患者不在少数，我之前就遇到过。

我们往里走进另一个房间，我看见苏女士坐在一把很大、看上去很舒服的椅子上，那把椅子把她整个人都包起来了。她的体重绝不会超过 80 斤，瘦得皮包骨，这是疾病作祟的结果。

我像往常一样精神十足地和苏女士打招呼：“嗨！我是哈德利！很高兴见到您！”

“你是来做什么的？”她没好气地回应。

我被问住了。我到底是来做什么的？许久后我才理清思绪，说道：“我是来帮你感觉舒服点的。”

“我感觉挺好。”她呛声道。

我看向她儿子寻求帮助。

“妈妈，她是来做临终关怀的，”弗雷德插话，“还记得吗？史密斯医生说哈德利会来照顾你，这样你就不用再去急诊室了。”

“我知道，”苏女士又把矛头对准她儿子，之后又加了一句，“我没让你在这儿。”

我偷偷看了一眼弗雷德，但他看起来并没被他妈妈的话影响到。在控制局面和避免冒犯到脆弱的患者及家属之间有一条微妙的界线，我绝对不想搞砸。所以我只能沉默以对。几秒钟后，苏女士终于看向我说道：“你可以做你的工作了，但我不知道会不会留你做我的护士。”

我松了一口气，开始填那些规章要求的文件，正式收治她做临终关怀。完成这些手续后，我提议第二天再来做常规护理。我也向她解释了临终关怀服务是 24 小时的，但不一定每次都是我值班。

“要不明天还是我来？或者你想换其他护士吗？”我问。

苏女士叹了口气，然后说：“可以吧。明天你先来，我们先看看情况。”

弗雷德笑了，送我出门时戏谑道：“我觉得她喜欢你。”

他怕不是疯了，我尽量控制住自己的表情。

第二天，我去给苏女士做常规检查，测量她的血压、脉搏、呼吸和体温；看她的皮肤是否有压疮或者淤青；询问她的排便情况，药物有没有副作用，还有她的饮食和睡眠情况。她干脆利落地回答了每个问题，我填表格的时候，她正在看电视上的高尔夫球比赛，没有再说什么。

每次护理都是这样，一周两次，持续了一个月，直到有一天苏女士调低了电视音量。“为什么每次你做完工作还要再待这么长时间？”她看着我问，“从你进门到离开，15 分钟完全够了。”

“公司要求我至少待够 30 分钟，但是能待 45 分钟会更好。”苏女士是对的——有时候其实没什么要做的，护理也不需要那么长时间，这就意味着我要坐下来听患者分享他们的故事，而我喜欢这样。

“其实你可以在车里坐上 15 分钟，不会有人知道的。反正没人愿意听我们这些老太婆说话。他们都觉得我老糊涂了。”

我一下子笑了：“我是个单身妈妈。我不能冒着丢掉工作的风险。”一般我不会和患者提起这一点。因为公司明文规定不能和患者分享我们的个人生活。有一回，一位患者家属给经理打电话说觉得护士把私人情绪发泄到了他们身上。一方面，我们需要护理的家庭已经承受得够多了，他们当然不需要再徒增压力。另一方面，临终关怀护士和患者及家属会共处很长时间，从而培养出感情，如果不互相分享人生故事，反倒又显得怪怪的。我试着在遵守规则和与患者产生情感联结之间寻找平衡。沉默了几周以后，我当然非常渴望和苏女士能更亲近一些。

但是，我的主动袒露不管用。对话没有继续下去，苏女士只点了点头就又把电视音量调大了。

我猜我们的关系又回到了原点。

下一次护理，苏女士还在原来的位置。她的银发也如往常一样卷曲得恰到好处，家居服也很搭拖鞋。但是这次，我还没坐下她就先说话了。

“昨晚睡了 6 个小时；今早排便了；不想吃早餐；上一餐还是昨晚，全吃光了；毛衣已经脱了，你可以量血压、检查皮肤状况了。”

我快速拿出平板电脑，把这些信息全记下来。记完后，我拿出听诊器。一切都完成后，我把平板电脑放下，示意我做完了。

“你还要待好一会儿呢，是吗？”她问。

“是的，至少20分钟。”

“你能帮我的植物浇水吗？”

这并不是常规的护理任务，助理护士会帮忙做这些，但是我没有任何理由拒绝。“当然！”我热情地一口应下。苏女士指了指喷壶。我把它灌满水，又看了看墙上的照片。有一幅结婚照，上面是比现在年轻得多的苏女士，依然瘦瘦小小的，但是裹住她的是一套很大的婚纱，而不是椅子。她站在一位穿军装的男士身边。我环顾四周，这个男人——显然是她丈夫——的照片挂满了墙壁，几乎每张照片上都是穿着军装。

苏女士依次指向每盆植物，指挥我什么时候开始浇水、什么时候停下。有些需要浇很多水，有些却只需要几滴。我又把喷壶灌满了几次才全浇完。

“你能每周来浇一次吗？”

“当然！”我热情地答应下来。至少她终于跟我说话了。

“很好。如果你真有点用处，我会留你做我的护士。下次来的时候，顺便把邮件带进来。”

“收到！”我说着，露出一个大大的微笑。说实话，做一些本职工作以外的事情感觉还挺好的。

下一次护理，我把苏女士的信件放在桌子上，她满意地点点头，这就是她表达感谢的方式。像上次护理一样，她不假思索地回答了那一串问题，告诉我她已经睡过觉、排过便、吃过饭了。做完评估，我把平板电脑放进包里，表示我准备好接受下一项任务了。

“床上有些刚洗完晾干的衣服。你能把它们一一叠好吗？”

我仔细审视了一下自己叠衣服的技能，才慢慢点了点头。“我妈妈教过我。我觉得我能叠好。”

然后，苏女士用她那纤细的、染着红色指甲的手指向了她的卧室。纯白色的床整洁无比，还铺着精致的带扇形花边的蕾丝床帷做装饰，看起来十分漂亮。我注意到床头柜上还放着另一张结婚照。

我拿着那堆衣服回到客厅，轻轻地坐在地板上开始叠衣服，然后决定试试运气。“我看到了您的结婚照。照片拍得真漂亮。您结婚多久了？”

“没多久，”她回答，视线没离开电视，“他不到 30 岁的时候就去世了，是战死的。”

“您儿子说他有三个兄弟姐妹。您是再婚了吗？”我一边叠着丝绸衬衫，一边问道。苏女士关上电视，看着我。

“你还挺八卦的。”

我担心让她想起伤心事了。“对不起，我只是想多了解您一点。”我说着，并没有把目光从腿上的衬衫上移开。

“从没人问过我的事。每次都是‘把这个药吃了’或‘去看那个医生’。”说这话时，她盯着窗外，似乎在沉思。

我没说话，而是继续叠衣服。大概一分钟后，她看着我开始讲述。“我没有再婚。我 16 岁就嫁给他了。他刚出生时，我父母就见过他。他是我的今生挚爱。他应征入伍的时候我正怀着我们的第四个孩子，弗雷德。我还记得我吻他的时候，他把手放在我的大肚子上，那时我就知道我们此生不会再见了。”

苏女士说最后一句话的时候，我抬起头。她噘起嘴唇，沉浸在自己的思绪里，看起来好像在脑海中回放记忆片段。“我甚至想象不出……”我没再继续说下去，不确定这么说合不合适。

“哦，亲爱的，不是这么叠的。把那件给我。你看。”她话锋突然一转，从我的手中拿过衬衫。我看着苏女士把那件衬衫叠得整整齐齐的，但是我还在想她跟我说的话。我想了解更多。

又到了下一次护理，苏女士的呼吸比往常更困难了些。我一见面就发现了。

“这样子持续多久了？”我问。

“从昨天开始的，但是我没事。”

我拿出听诊器，一放到她胸口上就听到了哮鸣音，像尖锐的口哨。我又拿出脉搏血氧仪，那是一台夹在患者手指上的小仪器，用来测量患者血液中的氧含量，我把它夹在苏女士冰凉的手指上：屏幕上显示 87%。我松了一口气，血氧不算太糟。但是我很快开始慌了，因为我意识到她出现了一些我不知道该如何处理的症状——呼吸极为急促，你可以想象一条鱼跳出了水面，但又无法回到水中的样子。

我跟苏女士说我要去给医生打个电话。我努力保持镇定，但是她身上开始发紫，我担心如果不立刻采取行动，她就要不行了。

“我应该怎么做？”我慌张地问库马尔医生。

“她现在有感觉不舒服吗？还能忍受吗？”

“不，她说完全不难受。还说自己没事，但是我不能忍着看她呼吸得那么艰难、喘得那么厉害！”

“你能的，”他平静地说，“我明白护理学校只是教你们要治疗、治疗、治疗。你被教导用一根很粗的针，刺进她的身体，抽出大量的血，收她进医院，开一大堆药，以及对她做其他什么事情。她不想那样。她想要的只是舒舒服服地待在家里。我知道这和你学的东西不一样，但是你现在做的才是你真正应该做的。她现在就在家里，而且她觉得自己没事。”

我点点头，努力消化库马尔医生的话。也许有时，人们并不需要太多——或许少一点会更好。也许有时，他们只想感觉好受点。

我当然不是第一天知道库马尔医生说的临终关怀的作用，但是直到那一刻我才意识到，自己是如此坚持要不遗余力地救治：做更多化验、开更多药、拍更多片子。护理学校教的全是如何治愈患者（至少是尝试治愈），但几乎不管如何安慰患者。

在护理学校的第二年，班里有四位同学被选去地方医院实习一年。在那里，这四位同学将带薪跟随专业护士学习，暑假全职，上学期间兼职。能入选那个项目的我自然是欣喜若狂。

每天早上，我会和其他三位实习生打卡上班，查看白板上提前分配给我们的任务。

“噢，内外科。”我刚开始实习的某天抱怨着。那是我最不喜欢的科室。

“我在重症监护，”我的朋友萨默回应道，“希瑟又被分到产科了。”我们都想当产科护士。

“嘿，今天是你和我一起吗？”一位梳着低马尾的中年护士边打卡边朝我示意。她叫特蕾莎，在急诊科工作。上周我有一个班次是和她一起的，而且我真的很喜欢她。

“要是那样就好了！我被安排去内外科。”我说着指了指面前的白板。

“哦不，别去那儿。你今天跟着我能学得更多。走吧。”特蕾莎快步走向急诊室，我转向萨默，她耸了耸肩。我也耸耸肩，朝她挥挥手，小跑着追上特蕾莎。

“主管或许不会同意。”我边努力追上她边说。

“就说是我说的。我的资历可比你的主管深。她不会多说什么的。”特蕾莎扫了她的工牌，打开门锁，走进急诊室。我跟进去还没来得及把东西放下，她就冲进八号诊室了。

“特蕾莎，给我肾上腺素。”诊室里一位穿着手术服的医生喊道。他背对着我们，正在全力抢救患者，我能看到他头上的汗。特蕾莎在急救推车上的抽屉里迅速翻找着，那里有患者出现危急情况时可能需要的全部工具和药物。

她挥手示意我过去。“一起找肾上腺素。”她冷静地吩咐我。

我焦急地翻找着，但一无所获。“我先观摩。我还没准备好。”我说着退后一步，心神不定。

特蕾莎抓起肾上腺素，就是在她说的手推车上找到的，她递给离患者最近的护士。“下一步你来。”她命令道。我感觉我要晕过去了。

“我们要在另一只胳膊上建立通路。”房间里有人说道。特蕾莎捏了捏我的肩膀，然后拿起医疗用品，准备给那位失去生命迹象的患者建立静脉通路。她把医疗用品推给我，我摇头表示抗拒。

“听着，你要么现在做，趁我在这儿还能帮你，要么有一天我不在这儿了，就只能靠你自己了。”我点点头，手抖着打开包装，担心找不到患者的静脉，还有这么多人看着。谢天谢地，特蕾莎把着我的手，第一次尝试就成功扎进了静脉。

我的骄傲和成就感只持续了一小会儿，医生就宣告了患者的死亡时间。

“他走了。记上：7 点 17 分。”每个人都停下手上的工作，涌出抢救室。

抢救室里只剩下特蕾莎、患者和我。特蕾莎登录床边的电脑，我注视着那个死去的男人。他的样子有点吓人：皮肤发紫，衣服被扯掉了，嘴里插着管子，床单上沾满了血迹。周围满地都是垃圾——药瓶、纱布和包装袋。我不知道他经历了什么，不知道他的名字，也不知道他的享年。

我听见身后的玻璃门开了，一位身材瘦小的女士走进来，她的泪晕开了睫毛膏，蹭花了脸。显然，她和那位逝去的患者关系很亲近，但我并不知道具体有多亲近。

“很抱歉。”我对那位女士说，她看起来需要安慰。

“慢慢来，不用急，你好了就告诉外面的人一声。”特蕾莎边对她说边示意我跟上。

“没有时间安慰人了，”特蕾莎告诉我，“还有三个患者正等着呢。”

我并不认同特蕾莎的说法。我们走时，从门后传来那位女士的哭声——这让我隐隐有些不安。

但特蕾莎说得也对，每一位患者都需要我们。那天我们一刻也没停下，感觉就像照顾了上百位患者，而他们每一个人都经历了人生中最糟的一天。尽管特蕾莎比我年长很多，不管是体力上还是精神上她都似乎从未显得疲倦过。她能冷静地救治一个又一个患者。而我，发现自己在听下一位患者的痛苦经历时还在想着上一个。我嫉妒特蕾莎的冷静应对能力，同时也希望能像她一样从内到外都保持冷静。其他护士和医生都非常认可她，我也想被认可。

那个夏天，我大部分时间都跟在特蕾莎身边，尽力向她学习。我学会了更好地控制情绪，专注于眼前的任务。

有一天，我们在治疗一位患有糖尿病并有脚痛的患者。“外科医生会在一个小时内来看你。”特蕾莎告诉他。

“他不用来。我不会接受手术的。”患者说道。我看着那个人的脚。他当然需要手术，我不理解他为什么拒绝。

“不做手术你会死的。”特蕾莎面无表情地说，她专注地看着电脑上患者的表格，眼睛都没挪开一下。

“如果我注定活着，上帝会救我的。”

“那好吧。”特蕾莎耸耸肩离开了诊室，于是我赶紧跟上。

“蠢蛋一个。”她在走廊上对我说。

“我同意他需要接受手术，但是你不相信上帝的存在吗？”我问。

“不相信，亲爱的。在急诊科工作的人不会相信上帝的。我不想和安排一切发生的至高力量永生相伴。”

听到这话，我从小耳濡目染的信念受到了冲击。似乎每个人对上帝、宗教及其所意味的东西都有不同的看法。我怎么知道谁对谁错？在成长的过程中，我被教导要信仰上帝，永远不要质疑他的安排——就像急诊室里的那个人一样坚信不疑——但是我也理解特蕾莎的想法。我在急诊科的时间和她的工作年限相比微不足道，但就在这有限的时间里，我已经见证了一些足以颠覆三观的经历。

但做临终关怀护士后，我所经历的一切又颠覆了我的所见所闻。来自不同宗教背景和无宗教信仰的患者，都经历了一些我无法视而不见的奇遇。那些患者是我有机会了解、喜欢和信任的人。我逐渐意识到，一切不是我以前认为的非黑即白——一定存在中间地带。

我摇摇头，仿佛想要摇走在急诊做实习护士时学到的那些经验，那时我给自己能为患者做的事设定了严格的界限——只治疗，不安慰。我在脑中闪过特蕾莎会如何看待我和库马尔医生的对话，她大概会翻白眼吧。

“所以，我就……什么也不做？”我最后问库马尔医生。

“不是，你给她的家人打电话汇报一下情况。准备点她最爱的食物，让她做最喜欢的事。你再问问她感觉舒不舒服，难受的时候你再打给我，这样我们就能帮她缓解病痛，你就这样做，直到她心情有所好转。你做的这些很重要，即使社会并不总能理解。”

我和库马尔医生道别然后挂了电话。从那一刻起，我对照顾患者的看法发生了变化。我重新定义了自己的工作，有时“不为”（像我在护理学校和前几份工作时认为的那样）就是有所为。在身边、给予安慰和支持——这很重要，而且非常重要。这对我来说是个全新的认识，因为尽管那时我从事临终关怀已经有一年半的时间了，我也理解我的任务不是挽救生命，但我还是会试着帮患者疏解痛苦。可这一次，除了陪着苏女士，我的确没有什么能做的。

我回到苏女士身边，告诉她医生唯一担心的就是她舒不舒服。

“哦，我感觉好多了。我很担心你会叫来救护车匆匆忙忙把我带走。”她的声音明显放松了下来。我笑了，感觉自己做了正确的选择。

“你做完这些后，能不能帮我做个三明治？”她问。

“当然！”我开心地答应下来，脑子里回响起库马尔医生的声音。但是我首先要快速完成评估，包括问了苏女士至少三次她是否确定自己感觉舒服，而且没有任何疼痛。她仍然呼吸急促，但坚称自己已经习惯了，也不想接受任何治疗。之后我就把平板电脑放到一边，问了苏女士具体想吃哪种三明治。我走进厨房，决定做一个史上最棒的“火鸡和瑞士奶酪配蛋黄酱加番茄”三明治。我在她的厨柜里翻找面包。“还有别的什么面包吗？这袋已经过期了。”我喊道。

“发霉了吗？”苏女士回喊道。

我戴着手套拽出几片面包，正反面都检查了下。“没有发霉，但我还是觉得应该开一袋新的。”

“亲爱的，就用那个面包吧，做好后你把三明治拿过来，我要给你说几件事。”她说。

我按她说的办了，做好三明治，并把它们小心地放在一个精致小巧的白色盘子上。苏女士咬了一小口她的午餐，开始给我讲她在大萧条时期长大的经历，所以直到今天她都从来不浪费食物。她还告诉我有段时间她不能去学校，因为要工作养家。大萧条之后，20 多岁的苏女士做了一名老师。

苏女士吃完三明治，故事时间到此结束。她把空盘子递给我，告诉我该走了。我洗好盘子，向她道别，但是没有得到任何回应。

下一次护理则是浇水日。到达苏女士家时，她没有穿着平时的居家服和拖鞋，而是穿了配套的短裙和夹克，再搭配上连筒袜和低跟鞋。

“哇，好美啊！是有什么特别的计划吗？”

“嗯，到了我这个年纪，很久没什么事算大事了，但是我在教堂有个期待很久的活动。等你到了我这岁数，就会想在上帝面前混个眼熟了。”

“你一直信教吗？”我问她。

“是的，宗教能让我的心很安定，尤其是在我丈夫去世后。你呢，亲爱的？你问了好多好多关于我的问题。”

我挎着喷壶，仔细思索着，但依然不确定答案是什么。“我成长在一个宗教氛围非常浓厚的环境下……但我还在寻找答案。希望我能找到答案。”

“我觉得有很多人和你的想法一样，但却不愿意承认。不过，我想我很快就会知道真相了。”

“你害怕吗？”我还没确定好自己想问什么，问题就脱口而出。

“不。”她简短地答道。我浇完水又做了评估，满脑子都在想，一个人知道自己大限将至的感觉到底有多奇怪，还有苏女士从她的信仰中得到了安慰，我为她感到开心。

我和苏女士有一样的想法已经是很久以前的事了，但是我们的对话让我想起了我刚怀孕时，教堂曾给予我强大的慰藉，当时我既害怕又迷茫。

那是大一的暑假，我刚回家就感觉胃出了问题，怎么也好不了。最后我妈妈受够了我那仿佛胆汁都出来了的呕吐声。“这样吧！我们挂个急诊看看。”她说。

到了医院，我坐在大厅填健康调查表。有个问题问上一次月经是什么时候，我开始慌了。我的经期一直都不规律，但是我不记得是上个月来的还是上上个月。于是我把那一栏空着没填，同时又感到一阵恶心。

检查室一位个子高高的护士走进来，她穿着艳粉色的护士服，头发卷卷地堆在头顶上，手里拿着一个透明杯子。

“好了，亲爱的，首先是妊娠测试。”

我离开检查室去洗手间时避开了和妈妈的眼神交流。

回来后，我妈妈看着我问：“是那个吗？”

“没，我没怀孕。”我说。

就像彩排好的一样，那位护士走进来，大声地宣布：“你怀孕了。”

泪水湿了我的眼眶，妈妈开始抚摸我的背。

那位护士一边在写字板上写字，一边安慰我。“我的乖乖，别哭了，”她说，“你有选择的。别让任何人告诉你该怎么做。你的身体要紧，你可以选择的，好吗？”

我点点头，和妈妈一起走出问诊室，踏进明媚的阳光里。回家路上妈妈只跟我说了一件事：“我不会评判你，也不会把我的信仰强加于你。如果你想留下这个孩子，我会全心全意地爱他。如果你不想，我会把这个秘密带进坟墓。”

到家以后，我直接上楼走进我儿时的卧室，躺在床上看向窗外。一排排和我们家一样的沙滩别墅沿着街道两侧排开。每幢房子里都是一个家庭，那是我向往的样子。那样的家庭是从两个人在大学相爱开始的，毕业、结婚、生孩子、在沙滩边买一个理想的小家。

我还能拥有那一切，我告诉自己。我可以把这个孩子打掉，没有人会知道。我开始在网上搜索附近的诊所。我找到了一家离家最近的诊所，开始了解流程，决定下周一就去预约。我在纸上记下电话号码，把它放在床头柜的抽屉里，因为我不想让妈妈看见。我不想让她陪我一起去看医生，我感觉很羞耻。

第二天是周日，早上我醒来的时候，阳光正透过窗户洒进来。我走进洗手间，脱光衣服准备洗澡。我看着镜子，想象着腹中的胎儿。那种感觉很陌生，甚至不太真实。我走下楼，看见妈妈拿上车钥匙要去教堂。通常，她每个周日的上午和下午都会在教堂度过，我不想独自在家胡思乱想。于是便问她能不能和她一起去。那时，我已经有好几年身在教堂，但内心不再虔诚如初，所以我知道一次弥撒不会动摇我的想法。我只是不想一个人待着。我能看出来我妈妈对我的请求感到很惊讶，但她还是点了点头。她可能觉得我愿意去教堂代表着我倾向于留下那个宝宝——但其实不是。

我们到了教堂，我妈妈在我 17 岁时和爸爸离婚后就常来这儿，但我从来没来过。我觉得那是我见过最好看的教堂。教堂由玻璃制成，如果仔细听，还能听到附近海浪拍打海岸的声音。我们在后排找了个座位，跟着一起唱圣歌。我走神了，感觉百无聊赖，想不通自己为什么要来。

最后，那天的祭司——汤姆神父——一位穿着丝绸袍子的长者，将双手举向天空，他一手拿着圣经，一手拿着笔记本。过了一会儿，他把两只手上的东西都放在了面前的讲台上。

他低头看着翻开的书，沉默不语，最后合上笔记本开始讲话。“我已经准备好今天的布道了。我花了一天的时间写下这些内容，但是上帝告诉我，有些话要对在场的某些人说。”

我翻了下眼睛，觉得这只是吸引人们注意力的低级手段。

“上帝的安排有时候令人迷茫，”他开始了，“很多时候我们不禁会问，上帝啊，为什么是我？又或者，为什么不能让我过别人的人生？那看起来容易多了。”

好吧，这话确实适用于我，我在心里想，但是我确定这话也适用于这间教堂里一半的人。

“在我来的时候，一对夫妻带着两个小孩拦下了我，”他继续说道，“他们让我帮忙拍照，在拍照的时候，我听到了一些羡慕的声音。在座的一些人可能羡慕这对夫妻的生活。他们想要白色篱笆[①]——大学毕业，结婚，生两个孩子，如此幸福到老。但那并不是上帝的意图。”

听到这番话的时候，我用余光瞟着妈妈，但她的目光一直没有从汤姆神父身上挪开。我开始拨弄脱落的美甲。

“你不得不放弃自己理想的生活去过命运为你安排的生活。你不得不放弃姐妹会、大学生活和原本的人生轨迹。”

这次我直直地看向妈妈，只见她震惊地张大了嘴。我也很震惊，因为这完完全全就是我当下的处境。但是我环视四周，发现有很多和我年纪相仿的女孩。

① 白色篱笆（white picket fence），是美国大房子外常见的白色尖头栅栏，象征传统的美国梦和理想的中产阶级近郊生活。——译者注

“你要留下这个宝宝。”他继续说道。好吧，这是什么情况？！为什么说到宝宝？太匪夷所思了。简直直指矛头。我瞪着我妈妈，觉得这是她事先安排的，但是直到今天她都发誓从没有对教堂里任何一个人讲过任何一个字，而且当天早上完全不知道我会和她一起去。

“一开始生活肯定不容易，但这是上天赋予你的人生，所以它一定是值得的。”汤姆神父的话说完了。

我和妈妈走出教堂，我感到更加迷茫。回家路上我们都没有说话，从那时起到周一，我醒着的每一刻都在为我的抉择焦虑和痛苦。

周一早上，我拿着流产诊所的号码，但是我始终无法拨出那通电话。如果汤姆神父说的是对的呢？如果这就是我的人生呢？我知道如果我留下这个宝宝，生活会变得很艰难——这也完全不是我曾憧憬的人生。

几天过去了，转眼几周也过去了，我一直没给流产诊所打电话。妈妈和我都没有再提这事，直到有一天她告诉我该预约妇产科医生了。我开始显怀了，留给我抉择的时间所剩无几。

我打电话给妇产科预约孕检，我似乎无法抵抗命运的安排。那一刻，我感觉一切都会好起来的。不知道为什么，我在最意想不到的地方得到了安慰。

时间流逝，我发现生活大抵真是如此，到最后一切都会好起来。有时只是需要经受很多辛苦和不确定。这一点在我和苏女士的相处中就能体现出来。在照顾了她几个月后，我发现当我休班的时候，苏女士会拒绝护理——在她心里，除了我，其他任何人都不行，如果我不能赶到她家，她就忍着疼。虽然我不希望苏女士感到痛苦，但这让我信心倍增，我已经赢得了这位女士的信任，尽管她一开始对我和整个医疗行业充满质疑。我了解，她明白我是真心在意她，也为她付出了很多精力。这感觉像是一种认可，证明我所做的是正确的，同时也印证了库马尔医生的话——有时候我们只需要陪伴并给予一些安慰，这就够了，仅此而已。

由我继续照顾苏女士，她向我讲述了她的整个人生。我最喜欢的是她周游世界的故事。她和最好的朋友一起做了很多年教师，一存够钱，她们就一起辞职旅行了两年。我问苏女士把孩子丢下是种什么样的感觉，她说："他们会收到明信片，而我能看到埃菲尔铁塔。"

苏女士既果断又勇敢，尤其是对她这个年纪和她所处的情况来说。我逐渐理解了，一开始我以为的冷漠其实是掺杂了一种古怪的幽默感和对被抛弃、被忽视的防御心理。

苏女士让我意识到一个人老去会有多么孤独。她不害怕死亡，信仰是很大一部分原因，但是她的态度也基于一个事实，原话是这么说的："反正我所有的朋友都走了。"

"你确定吗？"我最后还是问了她一句。

结果却是苏女士并不十分确定。我调查了一番，发现她从没用过互联网。所以，有一天我去护理时，她让我坐在她旁边，在网上一个个地搜索她的朋友，确认他们是否真的过世了。当互联网给不出答案的时候，苏女士就让我搜索她朋友的孩子，这样她就能打电话问她的朋友是不是死了（没错，谈及此，苏女士的措辞是“小心翼翼”的）。

苏女士的一位朋友还健在，甚至——不是其他朋友，正是那位和她一起环游世界的教师同事。她们开始给对方写信，这有点滑稽。就像青少年会互相说自己的父母不好一样，她们俩会互相抱怨自己的孩子不好。苏女士在信中写了他们一家是怎么搬到佛罗里达州的，而她的朋友则抱怨家人是怎么把她丢在护理院的。

那些信件和情感交流对苏女士而言意义重大，看到她的生命得以延展是种很美妙的体验。护理学校从来没教过，但是我知道给苏女士的植物浇水、为她做三明治、帮她上网、替她寄信同我所做的其他工作一样重要。

一天清晨8点整，我接到了夜班护士的一通紧急电话。她告诉我苏女士前一夜整夜都无法呼吸。夜班护士去了家里想帮帮她，但不出所料，苏女士拒绝了她的帮助，也拒绝叫救护车。护士告诉我苏女士希望我过去，并问我多快能到她家。

我只花了25分钟就到了，很幸运在高速公路上狂飙但没收到超速罚单。我看到苏女士穿着睡衣躺在床上，这可不是个好迹象，因为她通常在清晨6点就会穿戴整齐，并涂好口红。这很不对劲。她吸着氧，但仍然呼吸不畅。我很惊慌。那时，我和苏女士已经认识好几个月了。我还没做好失去她的准备，更不愿看见她受罪。情绪翻涌了几秒后，我的专业训练奏效了，立刻进入护士状态。我给她开了药，稍稍调高了一点氧气量，直到她终于能正常呼吸，我们才都放松下来，知道那一天还没到。

我坐在苏女士的床边，长舒了一口气。

“我那会儿真的很害怕。我从来没质疑过我的信仰，但当我以为我要死的时候，我质疑了它。”她直视着我说道。

我点点头，把手放在她的手上。我把她几个月前说的话重复给她听：“我觉得更多人和你的想法一样，但却不愿意承认。”

很快，苏女士的儿子到了，我教他怎么给药从而让她没有痛苦。我离开苏女士家去看下一位患者，但是我告诉苏女士自己会24小时待命。光是想象她会在痛苦中离去，我都觉得难以承受。我决定陪她直到最后，以弥补我对卡尔先生的遗憾，我一定会告诉每一位同事，如果有需要的话，直接给我打电话，别打给夜班护士。

接着，我打电话给史蒂夫，他是我们的牧师。史蒂夫同我祖父母一个年纪，做了40多年的牧师。他为人很可靠，据我所知从来没有缺席过一天的工作，休息的时候喜欢钓鱼。尽管他从未多谈过自己的个人生活，但是我们偶尔能看到他用过时的翻盖手机拍的一张照片，那张模糊的照片里他举着一条鱼。照片里的他和平日里的形象大相径庭，墨镜、短裤、人字拖……和他平时工作穿的剪裁考究的西装形成了鲜明的对比。我在临终关怀和之前的护理院都和他共事过。史蒂夫会真心关爱他遇到的每一个人，几十年如一日，我和克里斯都对他爱戴有加。史蒂夫本身是虔诚的信徒，他会为每一位患者带来积极的力量，无论他们是否有信仰，都尽其所能地满足他们的需求。史蒂夫是在过去几个月每周一次的拜访中认识苏女士的。他告诉我，尽管他们会一起读《圣经》，一起祈祷，但他一直没能叩开苏女士的心门，没能真正了解她。

“我觉得苏女士可能很快就要离开了。”我通知他。

“我会安排好的，这样我们就能为她举行最后的仪式了。”他向我保证。

第二天早上，我和史蒂夫一起站在苏女士的床边。她仍然呼吸得很费力，但情况比昨天好点，这都多亏了加大剂量的吗啡。

“他应该马上就到。”史蒂夫说道。

话音刚落，一位穿着长袍的长者走进了苏女士的房间。我马上就认出他是汤姆神父，尽管上次见面还是和妈妈一起，那已经是好几年前的事了。

“汤姆神父，很高兴见到您，我的老友，”史蒂夫和他打招呼，“这是我们的护士哈德利，这位是苏女士。”

“幸会，苏女士。”汤姆神父跪在她的床边说道。看着他们互动，我感觉自己的身体在发抖。汤姆神父根本不知道我是谁，更不知道他对我的人生产生了如此大的影响。我们低头祈祷，我听着他的声音，这些年间，这声音在我脑中响起了千万次。

那时在汤姆神父主持的礼拜上，我是怀有身孕的 19 岁少女，而如今我的境况已大不相同。我生下了儿子，从护理学校毕业，买了一个房子，靠护士这份全职工作养活了我们二人。我还有了新的男友，在某一天我们会结婚。我想告诉汤姆神父我的故事，向他解释他是如何改变了我的人生，但不是现在。此刻是只属于苏女士一人的，汤姆神父和苏女士做祷告时，我尽全力把注意力集中到他的话上。

仪式最后，汤姆神父让我们互相牵起手，背诵主祷文。我对它非常熟悉，我们一齐祷告时，我感觉自己心潮汹涌。感动我的不是宗教情结，而是我对房间里另外三个人的真诚爱意。

两天后，我接到电话：苏女士快要不行了。在开车去她家的路上，我不禁想：如果我畏惧患者的死亡，我怎么可能成为一名出色的临终关怀护士呢？但内心的波澜在我走进苏女士家时平息了，我感到前所未有的平静。苏女士躺在床上，艰难地呼吸着，但是她……在笑？我想，一定因为是吗啡。

“您感觉怎么样？”我一边调试苏女士鼻子下方的氧气设备一边问。

“兴奋。我已经等不及要和我丈夫重逢了。他就站在你旁边。”她说。

我知道我旁边并没有人，但那时我对这种情况已经非常熟悉了，所以我没有质疑苏女士到底看见了什么。尽管如此，我还是感到内心一阵触动。在这种情况下，问题其实不在于她看见了她丈夫，而是这意味着苏女士真的已经走到了生命的终点。我能感觉到她马上就要睡过去了，所以我快速问了一句：“您害怕吗？”

“不怕，他来接我了。我终于又和他相聚了。”她说这话时带着一点笑意，然后就闭上了眼睛。

我试着用微笑回应。我为苏女士感到开心，但是，失去她的感觉并不好受。尽管我们一起度过了 9 个月，比她最初预计的存活时间还多了几个月，但我仍然没有准备好。我把药拿过来，盯着注射器确保剂量正确。在我蹲下来给药的时候，苏女士睁开了眼睛，看着我。

“他说我们今晚就走。”她喘着说道。

一滴泪滑过我的脸颊。“好的。”我轻声说。我知道如果我要说些别的话，我的情绪会失控的。

苏女士笑着，但眼睛依然闭着，她说：“嘿，我知道有一天在天堂门口，会有很多人等着和你打招呼，但他们最好给我让开，因为当你到达那里的时候，我要做第一个拥抱你的人，好吗？”几个月以来，我尽最大努力给苏女士带去安慰，让她知道我在意她，而现在她正安慰我呢。

我忍不住了，我开始抽泣。我试着擦干鼻涕和眼泪，不想让我的情绪影响到苏女士。过了一会儿，我整理好情绪。在离开之前又看了看她的情况，确保她没有痛苦。她睡着了，看起来像一个天使——极其平静。

那晚我上床睡觉的时候，担心电话会随时打来。

次日，闹铃在早上 7 点钟把我吵醒，我很惊讶。我查看手机，担心是否错过了电话，但没有任何消息。我给自己倒了杯咖啡，开始为新的一天做准备，隔几分钟我就会检查一次手机，确保音量调到最大，以免错过任何电话。8点整，我打电话给苏女士的儿子。

“弗雷德，我是哈德利。你妈妈还好吗？”我问。

他停顿了一下，然后平静地告诉我：“她在凌晨3点左右去世了。走得很安详。你的同事来了，把一切都处理好了。”

“我——我很抱歉。我记得我告诉了所有人我会一直待命，这样我就能陪着她了。肯定是沟通出了问题。真抱歉。”我结结巴巴地说，内心受到了冲击。

“妈妈说她走的时候不要给你打电话。她说爸爸告诉她你会受不了。”

他的话击中了我的心，我的眼泪瞬间涌了出来。他说得对。

尽管我一直都知道苏女士的时间不多了——我所有的患者都是这样——她已经成为我生命的一部分了，是我日常生活的一部分。很难想象，如果不是和苏女士在一起，一边听她讲故事，一边帮她浇水、做三明治、做一切能帮她的事，我要怎么度过每个周一、三、五下午3点的那一个小时。

几天后，史蒂夫走进我的办公室，手里拿着一张纸。“你应该会对这个感兴趣。”他说着把纸递给我。

那是苏女士的讣告，出乎我的意料，上面有我的名字，后面还有一句感谢我对她的照顾。我读这句话的时候，哭着不能自已。现在我做临终关怀护士已经有6年了，只有3篇讣告提到过我，苏女士这篇是第一篇。被记录在苏女士漫长人生的总结里，成为她永远铭记的一部分，这种感觉很特别。

我也会永远记得她。

第 4 章

桑德拉

在那天我要护理的第二位患者家门外，我坐在车里接到了特拉维斯打来的电话：“嘿，哈德利！今天怎么样？”

“忙得连轴转。”我答道。那会儿我迟到了，而且可能会忙得没时间吃午餐了。

“好吧，我需要你现在去收治一位患者，就在你附近。”

“我今天还有四位患者等着呢。能不能让其他护士去办手续？”我内心有些不情愿，声音都提高了八度。

“不行。”他很干脆地直接挂了电话。

看着日程表上后四位患者的电话号码，我压力飙升。一直以来，我都以自己做事踏实可靠、善始善终为傲，这也是我对重排时间如此不满的原因。我打给第一位患者的儿子，告诉他护理要往后推推。“哈德利，只要我们能见到你的笑脸，什么时候都没关系。”他操着浓重的南方口音。闻言我立刻放松下来，然后分别联系了其他患者。

我快速深呼吸，集中注意力，打开平板电脑，开始了解我的新患者，桑德拉女士。她是一位 55 岁的乳腺癌患者，显然需要立即收入临终关怀。愧疚感席卷了我。有些人的妻子、母亲、最好的朋友即将离去，我怎能因为一点小麻烦就生气呢？我浏览她的病历。3 个月前确诊，已经接受了化疗和放疗，但癌细胞已经扩散到骨骼、肺和肝。癌症正在吞噬她的身体，肿瘤科医生建议她来临终关怀。“不作记录”的批注意味着桑德拉正承受着剧烈的疼痛，可能坚持不过一周了。我在导航里输入她的地址，然后直接驶向她家。

几分钟后，我把车停在沙滩旁边一条很宽的私人车道上。车道中间有一个汩汩作响的喷泉，一辆特斯拉停在车库外面。（我在想，如果把车停在车库外面，那车库里又是什么呢？）不出所料，这个带白色篱笆的房子特别大，绝对让人梦寐以求。

我感到信心受挫。通常，住在这样的房子里的人不太能听得进去一个 20 多岁护士的建议。我已经听了太多这样的回应：“这样吧，在做任何决定之前，我们得先问下我的医生朋友。”我害怕这一次也是如此，毕竟这对夫妇太富有了。

我挂上客户至上的热情笑容，做好准备，敲了前门，桑德拉的丈夫乔治给我开了门，他 50 多岁，满面倦容。什么都没说，只是示意我进门，然后转身往里走。我犹犹豫豫地跟着他走进豪华的门厅。注意力被吊灯所吸引，这吊灯足足有车道上停着的特斯拉那么大，过了有 1 分钟我才意识到乔治在和我说话，于是急忙为自己的恍惚道歉。

“我没事。”我让他放心。我四处搜寻其他家庭成员或者保姆的身影，想着会看到有人在打扫厨房台面或者拖地，但是一个人都没有。

客厅里有几面落地窗，海景一览无余，仿佛触手可及。桑德拉女士坐在沙发上，盯着窗户。不出所料，她的身体非常虚弱，但依然打扮得体。我怯生生地介绍自己，解释我是来做临终关怀的。她转向我，我能看到她眼睛里的泪水。

“你能来真好，”她说，“我太疼了。”

我担心在家里弄到药不如在医院里方便，毕竟那里有现成的药房。我不想桑德拉女士受不必要的罪。

我问桑德拉女士一般用什么药来缓解疼痛，她说她丈夫刚给了她耐而可（氢可酮和对乙酰氨基酚）。虽然这个药很有效，但对癌痛没辙，尤其是当癌症已经骨转移时。她只用了最低剂量的耐而可，而且按医嘱每 6 个小时才打一次，我听到后惊呆了。

我立刻警觉起来，问桑德拉女士我是否可以给医生打个电话。她点点头。

我在电话里向库马尔医生解释了情况。

“我的上帝！”他说，“给我两分钟，马上让药店开吗啡。”

我感谢他，心情稍微放松了些。然后我看向乔治，问有没有其他人能去药店拿药，这样我和他就可以办理收治流程了。

“这里只有我，”他说，“照顾妻子是我的责任，不该假手于人。”我第一次听到这样的话。毕竟大多数有钱人都会雇一堆人听他们吩咐。

我打电话给最近的药店，提前录好的机器语音播报了药店的营业时间和地址，之后又开始播放特价流感疫苗广告。我按“0”试图转接人工服务，但没有响应。我看着眼泪从桑德拉女士的眼睛里涌出来，那 1 分钟的录音让我觉得像 1 小时那么长。

终于，一位药店的工作人员接了电话。“请帮我转接一位药师，”我焦急地说，“医生正把处方传真过来，是给一位临终关怀患者的，现在就要！”听到了咔嗒一声，我惊讶地张大了嘴，以为是工作人员挂断了电话。谢天谢地，我很快听见了另一个声音——是药师。感谢上帝。说明情况后，他让我耐心等待 15 分钟。我说了声谢谢，然后放下电话，心中默默感激这份善意。药师并非有义务为临终关怀工作人员开绿灯，因此他们这样做时，我们总是感到格外感激。

乔治一出发去药店，我就给库马尔医生打了电话，问他在等桑德拉女士的丈夫回来的这段时间，我能做什么来缓解她的痛苦。他让我再给她打点耐而可。等着药物起效的时候，我抚摸着桑德拉女士的后背，用平静的声音和她说话。我拿起咖啡桌上的遥控器，按下播放键。诺拉·琼斯抚慰人心的声音填满房间。我继续拍着她的背，静静地看着窗外的海浪撞向海岸。似乎有点帮助，但作用很有限。乔治回来的时候拿着药店的袋子。我问桑德拉女士:“还疼吗?”她带着泪点点头，我给了她最小剂量的吗啡，确保她不会对药物产生不良反应。

1 小时后，桑德拉女士终于放松下来，不再感到疼痛，静静地睡着了。我能感受到她的丈夫如释重负。“谢谢你,”他小声说道，“我已经有几个月没见她这么放松了。那感觉比杀了我还难受。”他马上把脸转开了，但我仍能察觉到他内心的无奈。我点点头表示理解。

“一个半小时后再打一针。我把时间表和其他注意事项写下来，这样您就不用费劲记了。”

我从护士包里拿出笔记本和钢笔。“30 分钟前打了吗啡。现在是两点，医生说如果需要的话每两小时打一次。”乔治点点头。“现在,”我接着说道，“我给您解释一下，如果她自己没法告诉您的话，我们该如何判断她的疼痛程度，好吗?”

“她为什么不能自己告诉我呢?”他问。

我顿了顿。这个可怜的男人已经承受得太多了。也许最好不要在今天彻底击垮他。可我突然想起了肿瘤医生的备注：生命预计不超过一周。“有时，在生命的最后阶段，人们会丧失交流的能力,”我尽可能委婉地说，“她们会一直沉睡。”

乔治看着他熟睡的妻子，睁大了眼睛。

“现在还没有。”我赶紧安慰他。乔治放松了点，但是我知道他有一根弦仍然绷得很紧。“今天发生太多事了。我明天再来，您觉得呢?”我建议道。

“那太好了。谢谢你，哈德利。”

我一边走向我的车，一边查看短信。克里斯发来一条信息让我给他回电话。我的心跳加速了。他从来不会在我工作的时候发这样的信息。

电话响了两次他才接。“嘿，是我妈妈。我们现在在急诊。”恐惧感立刻袭来。我遇见克里斯之前，他妈妈巴贝蒂就确诊了胶质母细胞瘤，那是一种凶险的脑癌。当时她才53岁，预计存活期只有几个月。但一转眼就快两年了，她还在。我们都知道时间不多了，每次巴贝蒂做检查，要么是庆祝的日子，要么是沉重的打击，但之前她的情况都一直还算稳定。上一次核磁显示肿瘤没有再增大。

有时候，我们很容易把巴贝蒂生病这件事抛诸脑后。她自己曾经也是一位护士，做事雷厉风行，从来不会显露病态。其实，我在工作中见过很多同样患脑癌而且一看就极度不健康的患者，我总是很惊讶巴贝蒂看起来竟然那么健康。尽管表象如此，巴贝蒂迫近的死亡就像阴云一样笼罩着所有人，我们不确定什么时候会下雨，但如果不赶紧找到避雨的地方，很快就会被淋湿。可我们不仅没有地方躲雨，更是无处可去。所以我们只能站在那里等雨下下来，等待着像这样的电话打来。

我第一次见克里斯父母的时候很害怕，那时我们才交往了几个星期。我们刚开始约会的某一次，玩沙滩排球的时候遇见了另一对情侣，他们邀请我们去新奥尔良共度周末。虽然我和克里斯才确定关系，但我们决定试一试——听起来很有趣，而且我妈妈愿意帮我照看布罗迪。克里斯告诉他父母，我们要一起去度假，但他们坚持要先见见我。

除了正常的见男友家人的忐忑，我还担心克里斯的父母会介意我是一个单身妈妈。我想，对一位儿子是医生的母亲来说，理想儿媳肯定不是我这样的。还有一个让我紧张的原因是巴贝蒂自己就是一位护士。她先是校医，后来逐级晋升到佐治亚州校医协会的会长，为整个佐治亚州的校医服务。但是在确诊之后，她不得不很快退下来，我知道这对她的打击很大。

克里斯带我去和他父母见面的那天晚上，克里斯把车停在滨水餐厅外的停车场，我很紧张地调整着裙子的下摆。“他们会爱你的。”克里斯说，他察觉到了我的紧张。

我笑了笑，点点头，在我下车、挽着他的胳膊走进餐厅之前，我都不确定会不会是那样。

到了餐桌旁，我看到一位男士穿着一件精致的扣领衬衫，灰白的头发向后梳着，还有一位金发、非常瘦小的女士坐在他身边。他们对面有两个空位。克里斯的爸爸汤姆先看见了我们，然后向巴贝蒂示意我们到了。当克里斯介绍我时，他父母站起来和我们打招呼。

“嗨！”我笑着向他们打招呼，希望他们看不出我到底有多尴尬。即使有，他们也贴心地没有表现出来。汤姆和巴贝蒂轮流拥抱了我和克里斯，几乎就在一瞬间，我的紧张有所缓解。

我们坐下后，巴贝蒂转向我：“我听说你是个护士。”

“是的。”我回答，喝了一小口水点点头。

“给我讲讲你的护理学习吧。”

我看着克里斯，有点惊讶巴贝蒂这么直接，但是他正忙着和他爸爸说话。“嗯，我大概是一年前成为注册护士的。”我回答。

“你会一直做护士吗？我听说你有一个孩子。”

“是的，我是这么打算的。”我说。

“我孩子们小的时候，我是待在家里的。”巴贝蒂分享道。

“事业可以以后再打拼嘛。”克里斯肯定注意到了，因为他很快插话进来，让巴贝蒂和我加入他和汤姆关于新奥尔良的话题。

那天我们吃完晚餐后，巴贝蒂很肯定地告诉克里斯她有多么爱他、多么为他骄傲。我感觉克里斯有一对超级棒的父母，但是不确定巴贝蒂能不能接受我已经有了一个孩子。而且，很明显他们的家庭关系非常紧密，难以想象我和布罗迪要如何融入。如果我提起这个话题，克里斯肯定会说我的担心是多余的，但是单身妈妈这个身份让我无法不去介意他人的评价——我的担心通常都是有根据的。

尽管我们在一起的时间很短，但克里斯……很不一样，我想嫁给他。但是在这样的时刻，我忍不住会怀疑我幻想的未来理想生活只是一场梦。

在初次见面后的一年里，我和布罗迪都跟克里斯的感情更深了，同巴贝蒂和汤姆也是如此。开车去克里斯他们现在那个医院的时候，我在想自己还没准备好失去她。

我走进急诊室的大厅，一瞬间被头顶上打来的一束光晃得睁不开眼睛。我当年就是在这家医院接受护士培训的，又在这间急诊室带薪实习了一年。我穿过走廊寻找克里斯和他的家人，看到一群人在护士站说话。他们中的大多数我都认识。

我无意中听到一位背对着我的护士说："他们想让我们做什么呢？她得了癌症，我们没办法治好她。这就是在浪费我的时间。"我走过去，那位护士转过身来。我停下了脚步：是特蕾莎，之前带我的护士——我很尊重、崇拜，而且想要模仿的人。想都不用想，她说的人就是巴贝蒂。

特蕾莎和我对视了一眼，但是我们都没有说话。我没法假装好像从来不认识特蕾莎。我当然认识她，之前我看她和患者互动了无数次。但是，突然间，我深切地体会到我之前大错特错。那些患者中的每一位都是某些人的巴贝蒂，是某些人的亲人。这种清醒令人厌恶。我看向护士站的那些人，她们没有参与讨论，也没人反驳特蕾莎，我忍不住想到自己跟着她学习时也是这样，甚至在我不认可她对待患者和家属的方式时，也是如此沉默和顺从。

我听到了克里斯的声音就扭过头，他站在四号诊室门口叫我。我去找他之前，又和特蕾莎对视了一次。在整个眼神交流的过程中，我们都没有对彼此说过一句话。

在诊室里，巴贝蒂在病床上对着我笑，但是我能看出来她很虚弱。汤姆坐在她床边的椅子上，有种坚忍又稳定的力量。监护仪显示出巴贝蒂的血压了，汤姆握着她的手，目不转睛地盯着屏幕。

“你有哪里不舒服吗？”我问巴贝蒂。

“我觉得是流感或是某种感染，”她说，“我先去看了家庭医生，但他让我来这里。我不想来急诊，但是他说我要先来医院治好这个才能继续化疗。”

我点点头，给特蕾莎让路，她一进来就开始使劲按监护仪上的按钮，记录巴贝蒂的最新数据。

“数据看着没什么问题。”特蕾莎边说边拧开一个装着透明液体的注射器，连到巴贝蒂的静脉通路口。

巴贝蒂轻轻把手抽回来了一点。“请等一下，这是什么药？”她问。

“这也不是必须要输的药。”特蕾莎说着要把药给取下来。

“我只想知道这是什么。”巴贝蒂解释道。

“医生给你开的药。你要找他求证吗？”

特蕾莎带我实习的时候，我崇拜她所谓的“不废话”式护理。现在，我意识到那其实是粗鲁的表现。巴贝蒂看上去要跟特蕾莎打一架了，但汤姆插话了，他总是那个调解矛盾的人。

“我们想知道药物的名字，就这么简单。很感谢您帮个忙告诉一下。”他对特蕾莎说。

从桑德拉家回来后的第二天早上，我打电话给值班同事，询问前一天夜里是否有患者打来电话。“贝蒂女士跌倒了。我去她家给她做了检查。她的右胳膊磕破了，今天请你再检查一下，明天要换绷带。罗伯特先生一个小时前打电话问你在哪儿。我提醒他才早上 7 点，你会在 9 点左右给他打电话。就这些。”我很惊讶打来电话的人中间没有桑德拉女士。

挂了电话后，我打给了桑德拉女士的丈夫。

“嘿，哈德利！”乔治接起电话，声音很异样。

“你们昨晚还好吗？”我问。

“很好！我们都睡着了。我叫醒桑德拉两次给她用药，除此之外我们都睡得很好。我们现在在外面吃早餐。她要喝咖啡——她都几个月没说过要喝咖啡了！”乔治听上去心情挺好的。我笑了，再次意识到控制疼痛的作用。

“我今天上午可以来看看你们吗？”我问。

“我们迫不及待想见你！”

1 小时后，在那扇巨大的前门向我打招呼的男士和昨天简直判若两人。乔治看起来一扫疲惫，他穿着西装，手上端了一杯咖啡。

沙发上的桑德拉女士面带笑意，我也笑了。我为她做了常规生命体征的检查，评估了所有的身体数据，她丈夫刚接完一通听起来像是工作相关的电话。

“是有工作要今天做吗？”我问乔治。

“简直没完没了！”他喊道。我转向桑德拉女士，问道：“您呢？您也在工作吗？”

“哦，亲爱的，”她回答我，“我是一个家庭主妇。拥有两全其美的人生：爱和财富。”此刻桑德拉感觉不到疼痛，她开始展现出温暖和幽默的一面。我和她一起大笑，在离开前填完了表格，约定好几天后再来。

一转眼又过去了几周，桑德拉熬过了医生最开始预计的一周。我再一次意识到管理疼痛有多重要。是的，桑德拉女士仍然患有癌症，而且已经到了终末期，但是她现在活着。她很开心。我们的常规护理总是充满欢声笑语，我也愈发了解这位可谓优秀的患者。事实上，“家庭主妇”只是自谦，桑德拉女士在周边运营着好几个非营利组织，帮助寄养儿童。

又这样过了几个月，桑德拉女士的身体逐渐变得虚弱，但在整个过程中，她没再遭受疼痛的折磨。最终她失去了行走的能力，而乔治从始至终都陪伴在她左右，还在我的指导下学会了如何安全地把桑德拉移到轮椅上。在丈夫满怀爱意、细心周到的照顾下，桑德拉女士的笑容从来没在脸上消失过。而且，乔治说得是真的，他从没有让任何人碰过自己的爱人。一大家子亲戚来来往往，所有人都是那么善良，而且他们很感激临终关怀让桑德拉重获生活质量，即使只管一时。

尽管桑德拉和乔治有权有势，但他们信任我，并允许我做出对他们有帮助的决定。在和他们共处的时间里，我的建议能被倾听和接纳，作为一名护士的信心也在不断增强。他们也提醒了我，不管我们的境遇有何不同，死亡是每个人一生都要经历的——精致的白色篱笆无法抵御自然进程。当那一刻到来时，我们都同样渴望：关心、安慰和联结。

在收治桑德拉女士进入临终关怀大约3个月后的某一天，我坐在办公室吃午餐，电话突然响了。看到是桑德拉家的电话，我有点惊讶，她和乔治从未给我打过电话，而且几个小时前我刚去了他们家做常规护理。

“哈德利，”我一接起电话，乔治就说道，“有点不对劲。”

我的心提了起来，立刻放下三明治，抓起车钥匙。在路上，我像之前那样告诉自己，和患者的感情不能太深，临终关怀护士通常都是因为这个原因崩溃然后退出。一个游客突然从我车前经过，我猛踩刹车，那人对我竖了个中指然后冲我骂了一句。现在最好立刻赶到沙滩，我想。

我把车停到早已熟悉的车道上。下了车，我挡住眼前刺眼的日光，花了一秒钟感受了一下鸟儿的鸣叫和轻柔的微风。尽管悲剧在我们每个人身边上演着，但生活还是会继续，这一点总是让人惊叹。

我还没敲门，乔治就打开了门。桑德拉女士躺在病床上，面对着窗户，外面就是美丽的海景。我也察觉到事情有些异常——房间里太寂静了。今天上午，桑德拉女士也很虚弱，但还说着话。现在她不说话了。我摸她的手，冰凉。我担心她可能已经不在了，但紧接着又听到她很不均匀的呼吸声。她正走向生命的尽头。我通知乔治时选择了更委婉的措辞。我用了一些药，确保桑德拉女士感到舒适，然后在乔治对面坐下来。

“还有多久？”他问。

“现在看来，大概72小时，或者更短。”

乔治重重地叹了口气，擦了一把脸，然后说："好吧。我们唯一的女儿正从芝加哥赶来。她应该一个小时内就能到了。"

"如果您同意的话，我现在就留在这儿观察桑德拉女士。"

"当然可以。我们现在要做点什么？"

"我们可以放一点她喜欢的音乐，要柔和点的。"我提议。

乔治点点头，离开了房间。一分钟后，他拿着一个小型便携收音机回来了，还有一个精油香薰器。"她喜欢这东西。"

"完美！"我说着，给了他一个鼓励的微笑。

我们插上了香薰器，播放着诺拉·琼斯的音乐。一阵带有大海味道的香气扩散到空中，乔治和我面对面坐着。他给我讲了桑德拉女士是一位怎样的母亲。他说她把一生都奉献给了他们的女儿，她们两个就像"一个模子里刻出来的"，即使在女儿成年后，她们每天都会聊天。我的心为她女儿疼了一下，她马上要经历人生中最艰难的一天了。

乔治的女儿打来电话说已经租了辆车从机场出发了，我发现他没有告诉女儿妈妈很快就要去世了。他好像看出了我的心思，解释说："我不想在电话里告诉她，不想让她有出车祸的风险。"我点点头，表示理解。乔治继续给我讲故事，同时他握着妻子的手。他的眼睛里有泪水，但是他在回忆两个人的愉快时光时依然笑着。

乔治的话说到一半，房间里的空气突然变得更凝重了。乔治不再说话，我们都转过头看桑德拉。片刻沉默后，他问："我要做什么？"

这次不像以往做重大决定那样，我没有犹豫，自信地告诉他："握着她的手，继续说话。"我握住桑德拉女士的另外一只手，默默祈祷她女儿能快点到。

乔治告诉桑德拉他有多么爱她。我听到前门开了，心情瞬间放松了。

"嘿，妈妈爸爸！"一个声音从门厅传来，"我去卧室放一下包，马上就来。"

我还握着桑德拉女士的手，就听见自己冲她女儿喊道："现在，立刻来这里！"我被自己坚定的语气吓了一跳。

片刻过后，我从桑德拉女士的床边让开，让她女儿握住妈妈的手。她女儿不敢相信自己看到的，泪如泉涌，亲吻着妈妈的额头，表达着自己对母亲深深的爱意。

就在同时，我看向桑德拉女士，这位被深爱着的母亲和妻子，呼出了最后一口气。

直到今天，我都还在想桑德拉女士的女儿能够及时赶到妈妈身边简直是个奇迹，就在她妈妈咽下最后一口气时，分毫不差。桑德拉女士是一位可敬的母亲，直到生命最后一刻都是，她尽全力坚持，这样就能最后再次握住女儿的手。我的内心毫不怀疑，女儿到家的时间和桑德拉离开的时间绝对不是巧合。

作为临终关怀护士，我所见过的最不可思议的事情之一，就是人们如何选择他们自己的死亡方式。我们很多人甚至不能自主选择晚上入睡的时间，但我们却可以选择离开的时刻。有些患者希望独自离开，于是在家人去洗手间时默默离去，也有一些人像桑德拉女士一样，在弥留之际坚持等到亲人来。

我已经见过太多次了，所以现在我不会感到意外，但这种巧合总是一次又一次地让我感到惊奇和震撼。

第 5 章

伊丽莎白

在一个阴沉的冬日，我开车前往伊丽莎白家，收音机里播放着圣诞音乐。她家距离沙滩几公里远，位于一个安静隐蔽的区域，那里的人非富即贵。

伊丽莎白的姐姐为我开门，邀我进去，她名叫朱莉娅，看上去 40 多岁。房子里很安静，只有深处传来洗碗机发出的嗡嗡声。

“你是护士的助手吗？”我刚进屋她就问道。

“我就是护士。”我说道，尽最大努力让自己听上去冷静又自信。尽管当时我已经 25 岁了，都工作一年半了，但很多患者说我看着还不到 18 岁。我对自己年纪尚轻这事再清楚不过了，因为我和同事的差别太大了，临终关怀大多不是她们的第一份职业。

朱莉娅挖苦地笑笑。“好吧，很开心见到你，但是感觉你有点像死亡天使。”

我点点头表示理解。“您和患者住在一起吗？”我问。

“不。我还有两个孩子和老公要照顾呢，但我就住在这条街上，所以经常会过来。我是一个全职妈妈。伊丽莎白不怎么和家里其他人说话。”朱莉娅停顿了一下，继续说道，“但是没人料到会是这样。我们都以为爸爸会带着他的心和一切先离开。我不知道怎么会……”她说着话戛然而止，眼睛看着地板。

我点点头。“我保证会照顾好她的。”

她重重地叹了一口气说：“我猜，这就是人生吧。”朱莉娅擦了擦鼻子，指了指左手边的走廊：“她在那里，你现在可以过去了。”

我点点头，然后朝着朱莉娅示意的方向走去。我对伊丽莎白的了解全都来自她的病历：40 岁；肺癌；有手术和化疗过，但都失败了；无吸烟史；无家族肺癌史；病因未知。我无法想象一个人拿到这种毁灭性的诊断却没有任何能解释的理由时是一种怎样的心情。我准备好即将面对一位愤怒的患者。很多癌症患者会把气撒在临终关怀护士身上，这一点我早就了然于心了。每当这种事发生的时候，我都尽量不代入自己，但有时候很难做到。

我走进房间，第一个注意到的就是伊丽莎白床头柜上有一支点燃的蜡烛，正散发着柠檬混着亚麻的味道。这味道让我感觉十分清新且充满希望。接着，我看到一张微笑着的脸。“你真可爱，小姑娘。”我听到伊丽莎白说。

我情难自禁地露出真诚的笑意，感觉放松了些。

伊丽莎白是一位非常美丽的女士，看起来远不到 40 岁。她有一头金发、一双大大的蓝眼睛，皮肤就像陶瓷娃娃一样。她很瘦，但手臂的肌肉线条非常清晰——多亏她穿了件无袖紫色背心。

“我要帮你测一下，可以吗？”我说着，从她的美貌回过神来。

“当然，宝贝！”伊丽莎白甜甜地回答。显然，她察觉到了我的一丝紧张，并努力让我感觉自在些。

我把血压计套到她胳膊上，问她是不是经常健身。

她叹了口气然后微笑。“嗯，我之前是教瑜伽的，但现在没做了。”

我点点头，感觉自己脸红了。我应该早点了解的，压根不该问出口。她当然不能再健身了。“125/70。”我读数，顺便把它记到平板电脑上。

“你肯定也健身吧。”伊丽莎白说。

“是的。”

我完成剩下的评估后，伊丽莎白问我下次什么时候来。

“是这样的，你可以随时打这个电话，不论任何时间都有值班护士来帮你。我可以这周晚点来护理，你方便吗？”

“没问题，哈德利。”

朱莉娅送我出门，在车道另一端看着我，好像要确保我开出去时不会撞到信箱。她表现得非常友好，但不如她妹妹那般亲和。我感觉她在观察我、评判我、想知道我够不够格做这份工作。

我开车前往下一位患者家时，回顾了一下和伊丽莎白的见面。我很尴尬问了她关于健身的问题。就在那天早上，我起床后看着浴室里的镜子，心里很嫌弃我的外表。我站上冰凉的体重秤，等待结果：52kg。我叹了口气，责怪自己前一天晚上和克里斯分着吃了一块馅饼。我穿上黑色网球鞋，随手扎起一个丸子头，我担心克里斯会离开我，因为我不像我们初次见面时那样苗条了。我提醒自己，我的体重绝不能超过 50kg。

14 岁时，我突然患上饮食障碍。放学后，我坐在厨房台面旁的高脚凳上做英语作业。空气中有一股很重的蒜味，我身后客厅里的电视正播着智力竞猜节目《危险边缘》（*Jeopardy*!）。

“哦，我知道这个！是中国！”我妈妈喊道，在空中挥舞着木锅铲。她看起来心满意足，手里搅拌着灶台上冒泡的汤。主持人亚历克斯·特里贝克说：“答案是日本。”我和妈妈放声大笑。

“你肯定本就知道答案。”我嘲笑她。

我又拿了一片薯片，开心地放进嘴里。妈妈又喝了一大口红酒，开始背诵烹饪技巧，再一次表达了她愿望有一天我能给自己的小家庭做饭。她说得手舞足蹈，一说起做饭，她的眼睛就会亮起来。

我们听见前门打开的声音一齐看向那边。我又拿了一片薯片，这时我爸爸快速绕过我走进厨房，理都没理我一下。我叹了口气。爸爸平时非常严肃，而且心情阴晴不定，所以我总是很警觉。运气好时，他会在家门口弹吉他，给全家烤美味的午餐，然后会说我和哥哥们是全世界最棒的孩子。可运气不好时，连我的枕头放偏了这么一点点小事，都足以成为他说我永远都找不到老公的理由，因为没有人会爱上或者愿意娶像我这样邋遢的女孩。

“出什么事了？”我妈妈好声好气地问。她收起肩膀，仿佛要让自己看着更小一些。

“我一直在想……”他边说边在厨房绕圈。我知道情况不妙。我尽可能一动不动，希望那些话不要冲着我来。“我从没想过自己会和一个胖子结婚。”他一字一句地对我妈妈说。

我看到妈妈站着不动，只有手搅拌着灶台上的锅，我目瞪口呆。尽管她背对着我，但我知道她在尽全力掩饰自己的哭声。

我爸爸很大声地叹了一口气，等他意识到我妈妈并不准备回应时，就又从前门出去了。

从很多意义上而言，那是很平常的一天——那时我觉得很正常，尽管现在我知道那种行为和正常八竿子打不着。也就是从那天起，有些事变了。我突然间不再感觉饿了。不想吃薯片，也不想吃晚餐。我盯着妈妈的背和腰，心里默默地和我自己的对比。我和她看起来一样，所以我得出的结论是我爸爸肯定也觉得我胖。

那天之前，我从来没有在意过自己的身材。现在回想起来，当时的我其实还挺瘦的，但我那会儿不那么觉得。我渐渐注意到我爸爸会在晚餐时问我是否真的需要再吃一点。我变得格外关注自己的身材，并一直在控制自己的饮食。我知道爸爸在意我的身材，因为每次成绩单上全是 A 和 B 的时候，他就带我去买衣服，他的评价总是他喜欢我穿最小码的衣服。

尽管记忆涌现，但是把这些问题全都怪在一个人身上也不公平，他选择成为这样的父亲也一定有自己的理由。社会因素也加剧了我的进食障碍——青少年杂志会大肆宣扬“五个方法让你在放假前瘦 5 斤”。我无法不在意成年人之间关于体重的对话，还有那些最流行的饮食方式。

高中时，我看到体重秤上的数字就像看到了我的成绩一样：它等同于我的价值。高分数和低体重值得庆祝，反之则意味着我要加倍努力才能让别人爱我、接纳我。

对体重的关注贯穿了整个大学和护理学校期间，甚至持续到刚开始工作的一段时间。我控制体重的方式是暴饮暴食、催吐和禁食。我怀布罗迪时，每天都会呕吐。我以为那是我一直以来强行催吐的结果，尽管妈妈向我保证事情并不是那样的（现在我也理解了）。在护理学校，我又陷入了一个恶性循环：担心没钱付账单—因为照顾宝宝而忧虑—拼命保持排名靠前（这样就不会丢掉奖学金）。体重是我感觉自己唯一能掌控的东西。

事实上，我什么都控制不了，但是我很擅长隐藏难处。唯一有所发觉的人是我老师，洛佩斯教授，也许因为她是一位精神科护士。

“你吃饭了吗？”有时她会在临床实习时问我，有些日子我们会在医院里学习 12 个小时。

“我今天很忙。”我耸耸肩答道。

“我要去餐厅。你想吃点什么？我请你，”洛佩斯女士说着露出一个温暖的笑容，“饿着肚子是学不到东西的。”

有一天在课堂上，洛佩斯女士示意我去她的讲台前。其他同学都在电脑上做练习测试，教室里只有空调发出的嗡嗡声。

“你对周一的测试感觉怎么样？”我走近时她问道。

“没啥问题。”我答。

“你的练习成绩可不是这样说的。你知道你必须拿到至少 74 分才能留在这个项目里。到底是怎么回事？”

我犹豫了。除了我朋友萨默，我是这间教室里最年轻的学生，也是唯一的单身妈妈。大多数同学都是我父母那辈的年纪。

“我儿子不睡觉，”我坦白，“他正在长牙，需要我一直抱着他。我之前试过给他玩具、大声读课本给他听，但现在这些方法都不灵了。我没办法学习。”

洛佩斯女士点点头，摸了摸下巴，似乎在想着什么。“周六一大早就来我办公室吧。带上你儿子和课本。”

我点点头，但不清楚她会要我做什么。

周六一大早，我一手抱着儿子，一手拿着课本来到佩洛斯教授的办公室，她露出灿烂的微笑和我打招呼，然后把布罗迪抱过去。

“小家伙不让妈妈学习，是吧？”她的声音令人很安心，“妈妈就在这儿，你和我一起安安静静地玩。如果妈妈有不懂的地方，我会帮她的。”

我瞬间感到一阵轻松。我立刻打开课本，尽力利用好这个机会。

整个周六，洛佩斯教授一直和我以及布罗迪在一起。我离开她的办公室时，比早上来时对周一的测试更有信心了。回家后，因为布罗迪在车里的安全座椅上睡着了，我还有几个小时可以用来学习。洛佩斯教授把他的精力消耗得差不多了。

周一早上，我把布罗迪送到托儿班，然后自信地走进考场参加测试。一般都要等几个小时才能在线上查询成绩，但是我走出机房路过洛佩斯教授办公室的时候，她直接朝我走来。

“你做到了，布罗迪妈妈！”她拥抱着我说，“86分。为你骄傲！”

我也抱紧了她，眼里是放松和感激的泪。

洛佩斯教授是真正关心我的人，她相信我的价值，也改变了我。有些人只是在我们的生命中闪现片刻，却能带来旷日持久的影响，这是种非常美妙的体验。

第一次护理的几天后，我又来到了伊丽莎白的床边。那天是平安夜，我把所有患者都安排妥当，这样我就能赶回克里斯父母家，和他们还有布罗迪相聚了。我们刚在午餐时一起庆祝了布罗迪的生日，有气球、蛋糕和礼物，现在我出来查访所有需要我的患者，然后就能回去庆祝圣诞节了。在护士圈有一条不成文的规定，新护士总是要在节假日上班。我第一年还天真地在平安夜请假为布罗迪庆生，结果只得到一句，如果我每个假期都想休假，那应该去当老师。每当我气愤平安夜还得工作时，我就提醒自己想一想在我生产那晚，抛开家人赶来照顾我和布罗迪的护士们。这个念头让我稍微好过了些。

这一次，伊丽莎白床边还有一条白色小狗，我做评估的时候它正香甜地睡觉呢。我很开心在圣诞节她至少不是孤单一人。

“有疼痛的感觉吗？”我问。

“完全不疼，”她说，“这样看来我还算幸运。”

“有没有恶心想吐？”我突然想到自己生产那天早上也吐了，尽管原因完全不同。

“没有，就是很虚弱。”她说，我在相应的方框里打钩，然后继续评估。伊丽莎白礼貌地回答了所有问题。

我停下来思考下一句要说什么的时候，伊丽莎白说：“嘿，我能跟你说说心里话吗？”

我立刻把平板电脑放进我脚边的包里，全神贯注地看着她说：“当然可以。”

“我有很多时间就坐在这里，然后思考。没什么其他能做的。”

我点点头，身体往前倾，想让她感觉我在鼓励她继续往下讲。

“我把太多时光都浪费在跑步机上了。”

我没预想到话题会往这个方向发展，但是我很想听她往下讲。

“我一直在想，我拒绝朋友去沙滩的邀请，是因为自己对小腹的样子并不满意；我从来不参加任何生日晚餐，是因为我要自己做饭，那样就能精准地计算热量；我甚至在自己生日那天都不邀请朋友来家里庆祝，是因为我不想吃蛋糕。”

我意识到自己屏住了呼吸。“我太有同感了。”我说，目光盯着地板，内心羞愧难当，因为我知道我的反应一定太明显了。

伊丽莎白盯着我说：“我觉得有必要跟你说这些话，是因为我在你身上看到了我自己。我从来没想过自己会在40岁死去。总觉得自己还有很多时间。我希望能和我爱的人一起度过更多时光。我真希望我当时过了生日，吃了蛋糕！”

“这是个好建议，”我轻轻说，“就应该吃蛋糕。”

“就应该吃蛋糕。”她又重复了一遍，躺回了床上。

我在沉默中把表格填完了，和她道了别，保证周一会再来。

在开车去克里斯父母家的路上，我反复琢磨着伊丽莎白的话。人们评价我体重时都是夸我看起来很棒。通常都是我刚减掉了几斤，或是在我生完布罗迪之后“恢复”得太快了，因为我整个孕期都犯恶心，他刚出生没多久我就四处跑，竭尽所能为我俩的生活奔波。得到他人的认可总是让人感觉很好。从来没有人问过我为什么推掉聚餐或从来不吃甜品，但就像洛佩斯教授察觉到情况不对一样，伊丽莎白似乎也感知到了。就好像她能把我看穿一样。

我把车停到巴贝蒂和汤姆的公寓停车场，对着后视镜补了补口红，试着让自己的情绪高昂起来。不知怎么的，尽管巴贝蒂诊断出了绝症，但是她总能保持乐观的心情，即使是在 CT 扫描结果并不理想的时候（这周就是这样）。我觉得我得像她一样积极乐观，即使我的精神和体力都已经很疲惫了。

我一推开巴贝蒂和汤姆家的前门，晚餐的香气就扑面而来。屋子里全是从小镇外一起来过节的亲戚，充满了节日的氛围。我一进门，就看到布罗迪和巴贝蒂一起坐在一张很大的绿色扶手椅上，她所有的孙辈都在读《圣诞前夜》，这是家庭传统。克里斯从沙发上起身，拥抱并亲吻了我，我的心被幸福和爱意填满了。布罗迪和我融入了更大的集体——我们是这个家庭的一分子了。

孩子们读完故事后，巴贝蒂喊着：“好啦，所有人！装饰时间到！”我拿起红酒杯在沙发上找了个地方坐下，巴贝蒂拿出家里的装饰物。她拿起一件上面写着“史上最佳护士”的小挂件，她说：“哈德利，你想来挂这个吗？”我笑着站起来，接过那个小装饰，小心翼翼地把它挂在一根空树枝上。“只有最佳男人会选择护士，对吧，亲爱的？”巴贝蒂说着，朝汤姆挤了下眼睛。

我的心突然为她感到刺痛，知道这一切都将转瞬而逝。我也心疼克里斯，他也知道这几乎是他能和妈妈一起度过的最后一个圣诞节。我也不好受，我知道这位坚强、热烈似火的女士，这位我愈发爱戴的人（她显然早就接受了我和我儿子）会未来永远缺席。

我们一起吃了晚餐，有些家庭成员坐在小木桌旁边，其他人则坐在客厅里。吃完晚餐后，巴贝蒂又说：“好啦，谁想吃芝士蛋糕？”

克里斯礼貌地拒绝了，然后看向我，等待我的回答。跟在他后面一起拒绝会更容易（以往总是这样），但芝士蛋糕听上去让人很有食欲，而且伊丽莎白的话还在我耳边回响。今晚，我打算允许自己吃蛋糕。

“我想吃。”我说。

克里斯惊讶地挑起眉毛，说：“我改主意。我也要吃，妈妈。”

我细细品味着每一口蛋糕，与此同时，我也沉浸在温馨的家庭时光中，感受到了归属感，也意识到了布罗迪和我正身处我曾经憧憬的地方。

在开车回家的路上，我没有像往常一样想着在我胃里消化的食物。相反，我笑着看圣诞节的亮灯在闪烁，听克里斯讲他家的小狗霍利是在某个圣诞节的早上来到他家的。我默默感谢伊丽莎白，自那以后我在心里感谢了她百万次，因为我曾经有过饮食障碍，但自从那晚之后，它再也没有复发过。

我们到家以后，我和克里斯悄悄地把熟睡的布罗迪从车里扛到床上。之后我们的工作才刚开始，我们开始搭那一年“圣诞老人”送给布罗迪的超大消防站模型。克里斯负责组装那些极小的零件，不知不觉几个小时就过去了，就好像一辈子那么长。我看了看表已经凌晨 3 点了。“我觉得已经够好了，”我边看我们的成品边对克里斯说，“他不会注意到没拼上的地方的。”

克里斯忙着用世界上最小的螺丝刀拧紧世界上最小的螺丝，眼睛都没抬起来一下，“‘圣诞老人’可不是差不多就行了。‘圣诞老人’只做最好的。”他小声嘟囔着。

我睡了还不到一个小时就醒了，圣诞节清晨的太阳还没升起来，我再次确认所有的礼物都放对位置了。我已经迫不及待想看到布罗迪发现“圣诞老人”送给他的礼物时的激动神情了。这是我第一次能满足他的所有愿望。过去的几年里，我每个月都要为圣诞节存下 10~15 美元，这样他至少能收到一件“圣诞老人”送来的礼物。他会打开那件仅有的礼物，温热的小小身体靠在我身边。我在刷社交媒体 Facebook 时，看着其他人的大客厅里堆满了给孩子们的礼物，我有点嫉妒。我发誓有一天我也要给布罗迪同样的惊喜——现在，我终于做到了。

就在那时，布罗迪房间的门打开了，我听见他的小脚丫跑过来的声音，圣诞节早上的兴奋劲儿让他动力满满。他跑进客厅，脸上立刻浮现出灿烂的笑脸。克里斯也过来了，我们一起坐着拆礼物，然后一起分享热气腾腾的薄煎饼。

我们正吃着，手机响了。今天是我值班，同时还安排了几位患者的护理工作，但是我至少30分钟之后才开始工作呢。电话另一端是威尔，我们的临终关怀志愿者，他在我眼中犹如天使一般。他的工作就是陪伴那些无人陪伴的患者，不让他们孤独地死去——意味着要整夜陪伴。“圣诞快乐！”他在电话中说。

“圣诞快乐，”我说，“我还没收到报告呢。你值了11个小时的班吗？在平安夜？”

“是的。陪伊丽莎白女士。”

我吃到一半停了下来。伊丽莎白是我最没想到威尔会说出来的名字。她前一天除了有点虚弱外，其他都好好的。

“很抱歉，威尔。我很意外。需要我现在过去吗，这样你就能和家人一起过圣诞节了。”

“不用——我没事。她姐姐想了解下最新的情况，但是我不知道要说什么。特拉维斯让我给你打电话，因为你今天会去护理。”

“我几分钟后就出发。”我向威尔保证。

我把车停在伊丽莎白家门前，看到棕榈树上挂满了圣诞节彩灯，闪烁着欢乐的光芒。完美的佛罗里达圣诞景致。几乎每一个路过的人都能想象出房子里那种愉快祥和的气氛，但几乎不会有人知道，房子里的人时日不多了。

我没敲门就进去了，希望能给伊丽莎白带来一种熟人来访的感觉。我走进房间，威尔坐在她床边的椅子上。我微笑着再三感谢他能来。他挥手和伊丽莎白道别，我开始做评估，这样我就能告诉朱莉娅最新的情况。伊丽莎白女士没化妆，脸色苍白，金色头发也有些凌乱，手指微微发紫，摸上去很凉。我把被子拉到她胸部下面一点，拿出听诊器听她的心肺。心跳很不规律，呼吸也是快慢交替。肺部听起来像脆米花一样，表明她的肺里有不少积液。

我给手消了毒，拿出手机打给朱莉娅。她接起电话，我能听见她们一家人庆祝圣诞节的声音。我告诉她伊丽莎白的时间应该不多了，她最好现在就来。她说她会尽快过来，但是圣诞节早上孩子们无法和妈妈待在一起会不太好。“有一天你有了自己的孩子，你会明白的，亲爱的。”她解释道。

我挂了电话，感觉房间里有些不对劲。我开始和伊丽莎白说话，尽管我知道她不会回应。我绞尽脑汁去想怎么能让这个气氛更加“伊丽莎白”一点，我听到前门开了。谢天谢地，我心想，朱莉娅改主意了。

“哦，伊丽莎白女士！”我有些困惑地转身，却发现来的并不是朱莉娅，而是德娅，一位助理护士。像往常一样，她化了妆，头发梳成辫子垂在背上。我很高兴自己能见到她。和我一样，德娅很年轻，但她浑身也散发着一种平静的母性能量——每次我在她身边时总感觉很安全很舒服，患者们也有这种感觉。毫无疑问她会成为一名出色的护士，我总是鼓励她去护理学校学习。德娅也是一位单身妈妈，我们的情况很像，所以也感觉更亲近。“圣诞快乐！”她说，拉着我给了我一个拥抱，“我听说情况不对劲就直接过来了。我知道你也会在这里。”

“你不必在圣诞节早上把你儿子丢下。可以再等等的。”我说。

“我不能让你独享办公室的表扬，”德娅笑着说，“现在，让我们的朋友看上去更自在一些吧。”

德娅开始翻找伊丽莎白的床头柜，拿出一根蜡烛。整个房间萦绕着一股干净、淡淡的柠檬香气，这才像我之前熟悉的环境。我拿起电视遥控器，调到了伊丽莎白喜欢的器乐演奏频道。

“伊丽莎白女士，我和哈德利会帮你收拾得干干净净。”德娅温柔地说。

我走进浴室，打开水龙头把水放热。我在伊丽莎白女士平时放香皂和洗脸巾的抽屉里翻找，看到了她的化妆包。直至今日，我从来没见过她素颜的样子，所以我也拿上了化妆包。

我为伊丽莎白女士擦拭身体、换上衣服，德娅用非常专业的手法为她化妆。我们完成后，伊丽莎白看起来非常漂亮。

“你知道吗，她告诉我她后悔花了太多时间担心别人对她的看法，”我告诉德娅，“那对我启发很大。”

“她夸我很漂亮。那话是发自内心的——我能感觉出来。我不知道自己是否相信，但是她确实是那样想的。”德娅若有所思地说。

我笑了。“她肯定希望你相信，因为本来就是。”

德娅收拾东西跟我们告别，她哭了。“她很特别。”德娅说。“她是我的精神榜样。我们都能从伊丽莎白身上学到很多。”

我回到伊丽莎白的卧室，期待有什么感觉能再次击中我。然而，我发现有什么发生了变化。柠檬香气还弥漫在空气中，音乐仍在演奏，但是一股能量消失了。冥冥之中，我知道伊丽莎白女士已经离开了。这很难解释，但这种变化是每位临终关怀护士目睹过和死亡的人都经历过的——当一个人离开躯体的那一刻，空气中会出现一种明显的变化。这有点像当你走进一个房间，你感觉有人在那里，但又发现空无一人。这种感觉有时候会更明显，有时候发生在死亡前，有时也发生在那之后。伊丽莎白的离开是有征兆的。

我拿出听诊器，放在她已没有起伏的胸膛上，听着我知道已经停止的心跳。两分钟后，我对着空荡荡的房间宣布死亡时间。伊丽莎白离开这个世界的方式和她活着的时候完全一样，一样孤独。

几年后，我还是会想起伊丽莎白。我记得我一次都没有见过她伤心或者生气，尽管她那么年轻就去世了，而且还是独自一人。她从来没有问过为什么是我？她的人生活得很精彩。

伊丽莎白不知道的是，她打开了克里斯和我之间非常重要的一次对话。克里斯从来不知道我会那么想：如果我不保持像刚遇见他时那么苗条的身材，他就不再爱我了。现在看来，他当然没有不爱我，但是我从那么小开始就认为爱和体重是绑定在一起的，以至于我解不开这个心结……直到我遇见了伊丽莎白。

她的话改变了我：就应该吃蛋糕。自那以后，每次我在暴饮暴食或者催吐的边缘徘徊时，总能听见她说的这几个字。而且，每一次，这句话都会让我停下来，提醒我什么才是真正重要的事情。

第 6 章

伊迪丝

“嘿，你今天有时间为一位患者评估她的情况吗？”特拉维斯问我。

“当然，有时间。”我告诉他。收治评估是我工作的一部分。患者若想转诊到临终关怀，还必须达到联邦医疗保险规定的要求——非临终关怀专业的医生并不总是了解那些具体的规则。临终关怀护士会根据联邦医疗保险的指南（基于非常具体的评分）决定是否收治一位患者，再由一位执业医师审查临终关怀护士的决定，最终给予正式批准——在我们这里，最终审批是由库马尔医生完成的。

“很好，”特拉维斯继续说，“她叫伊迪丝，患有阿尔茨海默病。她和丈夫约翰住在一起，正卡在临终关怀收治标准那里。”

“明白了。”我说着，已经在导航上输入地址。

伊迪丝和约翰的家看起来像是故事书里的房子。一条小路旁边有鲜艳的粉色花朵，通往一座红砖瓦房，墙壁上爬满了藤蔓。我按下门铃，听见门后传来混乱的声音。

“伊迪丝，请你待在那里，就一下。”我听见一个恳求的声音。几秒钟之后，一位大约 80 多岁、身材矮小、满头白发的男士开了门，他的背已经弯了。“快来，我不能离开她太长时间。”他边招呼我进去边说。

我走进房子，欣赏着漂亮的古董和有些年头的硬木地板。走廊里挂满了记录全家快乐时光的照片。显然，这个家庭曾经喜欢到处旅游——照片里是约翰、伊迪丝和孩子们在埃菲尔铁塔、长城和自由女神像前。走廊的另一端，客厅的沙发旁边，站着一位高个子的女士，她已经 80 多岁了，头发全白了。毫无疑问，她就是那些照片里的女士，只不过现在苍老了许多，她之前沙棕色的长发现在剪成了波波头。约翰和伊迪丝的运动鞋换成了居家拖鞋，但是从照片里能看出来，他们眼睛和嘴巴周围的皱纹是多年来的笑容留下的。

“我说了你别站起来。请坐下！”约翰对伊迪丝说，她比他还高了一大截。约翰抓起伊迪丝的手领着她坐到沙发上，明显有些怒意。

“嗨，我是哈德利。我猜你们就是伊迪丝女士和约翰先生吧？”我问。

“是的，我们就是。”约翰回答。伊迪丝看向窗外，不知道嘴里在哼哼什么。

“我来给伊迪丝女士做评估的，看她是否符合临终关怀的资格。”

“是的。我需要帮助。问题已经持续好几年了。”约翰说。不用说都能看出来，他筋疲力尽而且还非常沮丧，这完全可以理解。我从备注里得知，这种情况已经有好几年了。对看护人来说，耗神和疲惫是没法避免的——尤其是牵扯到阿尔茨海默病时。患者逐步退化到痴呆的过程会持续一段时间，直到看护人最终发现自己在照顾一个任何一点小事都要依赖他们的成年人。

我点点头，一边拿出听诊器测量伊迪丝的生命体征。对不同的疾病，临终关怀资格的标准也有所不同，痴呆患者要依据功能评估阶段工具（Functional Assessment Staging Tool）来测量，简称为 FAST 等级。因为阿尔茨海默病是会不断恶化的，FAST 等级评估的阶段通常是按患者逐渐退化的顺序来的。要收治临终关怀，阿尔茨海默病患者至少要达到 6E 级（中重度痴呆）或者 7A（重度痴呆）。在实际生活中，这意味着患者不能单独去洗手间，或者在规定日期内说话不超过 6 个词。有时，患者的其他情况也会纳入考量，比如跌倒、体重下降、频繁就医或出现其他严重问题。

我从 4 级（轻度痴呆）开始评估伊迪丝，这个阶段通常是家人开始注意到异常，启动干预的阶段。“她能独立做好一件事，比如付账单或者做饭？”我问约翰。我能预想到答案，但还是得问一句。

约翰像看傻子一样看着我：“孩子，她几年前就丧失这些能力了。”

我记下结果——已达到第 4 级，继续第 5 级（中度痴呆）。“您需要帮她挑选衣服吗？比如说，她知道因为外面很暖和，所以今天要穿短裤？”

“我肯定要帮她。”约翰答道。我又往下评估了 6A 到 6C（中重度痴呆）。

“您也需要帮她穿衣服吗？”

“需要。”

“洗澡和去洗手间呢？”我问。

“洗澡需要我帮忙，她穿纸尿裤。”

从 6A 到 6C 我都打了钩，然后是 6D 和 6E。“她一直都要穿着纸尿裤吗？还是有时候她会告诉您要去洗手间？”

“她已经很久没去过洗手间了，也从来不会主动要求去。我闻到异味就帮她换纸尿裤。就像个婴儿一样。”他说得很直白。

我把 6D 和 6E 也钩上了，之后是 7A（重度痴呆）。如果她达到 7A，库马尔医生百分百会同意收治这位患者。“一天内她大约能说多少别人能听懂的单词？”我问。

“可能是 10~20 个。”

我点点头，那就不能在这一项打钩。

我往下翻看清单的时候，伊迪丝第一次开口说话了。“衣服。”她边说边快速地（但是踉踉跄跄地）站起来径直走向走廊。约翰快速起身拦住她。

“真见鬼，伊迪丝。坐下。”他说。她看着他，瞪大了眼睛。

“我可以帮你洗衣服，伊迪丝女士。”我试着说。

伊迪丝看着我，开始使劲摇头，从一边晃到另一边，试着挣脱约翰的手。约翰沮丧地喊道：“每一天每一秒都这样。”

我环顾四周，看到餐厅桌子上的一篮脏衣服。约翰扶着她站稳，我走过去拿起衣服，放在沙发旁边的地板上。伊迪丝靠在沙发上，拿起那些衣服开始叠了起来，并仔细检查好每一件衣服。约翰坐在她旁边，显然因为照顾妻子而筋疲力尽。

我继续评估。“她吃饭呢？”我问。

“不怎么吃。她吃饭就像小鸟一样，只能一小口一小口地吃。她这两个月已经掉了10斤。”他答道，声音中充满了挫败感。

“我注意到她站不稳。有摔倒过吗？”

“我都数不清她摔倒过多少次了。我都没法脱身去洗手间。”

“在过去一个月中有超过10次吗？”

“一周10次还差不多。”

“好的，”我说，“现在要进行下一步了，我要去给医生打个电话。”约翰使眼色示意我去前门，好像在说：“请便。”我走到外面，手里还拿着平板，然后拨通了库马尔医生的电话。

“嗨，哈德利。”他跟我打招呼，声音听上去像平时一样充满活力。

“好，”我开始汇报，“我这里有一位阿尔茨海默病患者等待收治，评级是6E。但我还是觉得可以收治。”

“理由呢？”他问。

“她丈夫说她每天能说10~20个能理解的单词，我也确实在她家听到她在正确的情景下说了‘衣服’这个词，但是她在过去两个月瘦了10斤，而且一直在摔倒，每周超过10次。”

库马尔医生沉默了，我知道他在考虑。

“她丈夫真的需要帮助。拜托了。”我想争取一下。

“你知道，医者必须得客观，哈德利。”

我不再说话了，害怕他会拒绝我。

“去吧，收治她吧，”库马尔医生继续说道，“但是我们要在90天内看到病情有恶化。我需要有力的证明，懂吗？”

“没问题，我明白了！谢谢！”说完我就挂了电话，走回房子里。

“好消息，”我关上身后的门向约翰喊道，“可以收治了！”

“太好了！我要去办点事。几个小时后回来。”约翰说道。

我停顿了一下，小心翼翼地措辞。“我不确定您是不是理解错了，但我们不是全天都待在这里，”我轻声说，“我鼓励您去寻求些帮助。我的社工可以帮您联系付费护工，或者可以把伊迪丝女士送去护理院之类的地方。”

约翰很懊恼地叹了口气：“我答应过她不会离开她，我绝对不想让她去护理院。那请护工大概要花多少钱？”

“我听说1小时大约是30美元，但每次上门护理有最低时长要求。通常是6小时以上。”

“1小时30美元！”他惊讶道。

我慢慢点了点头。我理解对拿固定收入的人来说，支付必要的护理费用压力很大，但是他们并没有太多选择。“临终关怀是过来帮您护理伊迪丝的。比如，刚开始我会每周来一到两次，助理护士每周来两到三次帮她淋浴或者泡澡，社工大概一个月来一次，还有我们的牧师，除此之外还有值班护士负责随时处理紧急情况，”我解释道，“如果您想把夫人送去护理院，我也不会怪您。”

约翰很干脆地打断了我，来回摇头。“绝对不。我能处理好。”

很多人没意识到临终关怀和护理院其实是一门生意（虽然我并不愿意这样想）——但事实如此。如果这笔钱不能报销，那会是一笔巨大的费用，患者和看护人也就不剩什么好选择了。看护工作非常艰难、耗费心力和体力，可能需要很长时间，就像约翰一样。尽管联邦医疗保险能支付我这种临终关怀护士的费用，但看护人仍然要日复一日地照顾患者——工作量可能极大。所以，尽管我想告诉约翰点好消息，但现实是对像他和伊迪丝这样的人来说，真的没有太多选择。即使他想开了，想住进护理院，要么极其富有，要么极其贫困（因为后者会有政府介入）。这中间没有太多选择——除非雇一个护工，那也很贵——而大多数人都处于中间地带。

这些念头在我脑子里全过了一遍，但是我只说：“没问题。”完成剩下的收治流程后，我告诉约翰值班护士的电话，和伊迪丝道别，她已经把手上的洗脸巾叠三遍了。

我拍拍她的肩膀，她笑着不知所云地回应我。

第二天早上，我匆匆忙忙地化妆，听着手机从扬声器放出来的铃声，等待开始每日电话早会。我们每周一到周五都要开早会，这样夜班护士和值班护士就能给我们更新前一晚的情况。

“大家早上好！”特拉维斯跟我们打招呼，“阿曼达，请你发言。听上去你值班的这一晚发生了很多事。”

“是的，嗯，我在我们的新患者家里待了很久。”

我想：啊！这就来了。“伊迪丝女士摔倒了两次，所以我得确保她没事。她的生命体征都不错，不过精神状况似乎临近底线了。”

我呼了一口气。好吧，这个夜班没什么大不了的。这样的事总会发生。

“所以，我让她冷静下来，回到床上，然后我就回家了，”阿曼达继续说道，“然后，大约一小时后，她丈夫又打来电话。说伊迪丝女士离开家了，他找不到人了。”

我把腮红放下，坐在马桶上。

“我开车帮约翰一起找她，找了几分钟，然后我们报了警。最后警察在距他们家大约 25 公里外的一条沟里找到了伊迪丝女士，正在揪草呢。她倒没受伤。”

“哈德利，你早上和明迪商量一下，今天去约翰家看看。这样太不安全了。应该送伊迪丝女士去护理院。”特拉维斯说道。明迪是社工，会为我们的患者解决一些额外的需求问题，比如帮他们处理保险、申请除了常规的临终关怀服务以外的项目。

“约翰坚决不送伊迪丝去护理院，我能理解他。”我说。我把手机调至静音，深呼一口气。我讨厌处理这种事情。

那天上午晚些时候，我又去了那座红砖瓦屋，这次是和明迪一起，我做好了心理准备，知道这次对话一定很艰难。但当前门突然打开时，迎接我们的男人看上去已经想通了。

“嘿，约翰，这位是我们的社工明迪。”我跟约翰打招呼，惊讶地发现他看起来比昨天更佝偻了。伊迪丝坐在沙发上，还是穿着那套睡衣。她面前有一个托盘，里面装着满满一盘华夫饼，她反复拿起又放下，但就是没有吃。房间另一边的电视上放着儿童动画片，可以哄她开心。

“我们听说了昨晚的事，”明迪轻言细语地说，“我想跟您介绍一下护理院全职护理的优点。”

“就把我们放在某个地方，然后忘记我们吧。”约翰说道，听起来很沮丧，“从她忘记我们所有的回忆那一刻起，我早就死了。”

我感觉像被一把匕首刺中了心脏。照顾一个你深爱的人，但她大多数时候都不认识你，我无法想象这种感觉会有多痛。我不知道该如何回应。

“好吧，我们可以有一些选择。”明迪继续说，把一张纸摊放在我们面前的咖啡桌上，“这些机构很不错，设备也是最先进的。”我仔细查阅了整理好的所有护理院和辅助生活机构的名单，这些机构都在附近而且有上锁的套间。在每个机构的名字下面，明迪也列出了每月大概的花费，从每月 8750 美元到 11000 美元不等。

“每个月我们俩可以支出 1 万美元，但再过几年就没钱了。”他说。

“其实……这是一个人的价格。”明迪回答。

约翰的嘴里飙出一串脏话。“我们只能付得起一个人的钱，所以其他的选择呢？”他问。

明迪和我交换了眼神，知道其实没有其他的选择了。

约翰一定是看出了我们的意思。“好吧，我理解，我会考虑的。如果我选择护理院，哪个是最好的？”他问我们。

“很抱歉，我们不能透露个人的想法。”明迪答道。

我咬紧嘴唇，让自己别出声。我太想给出我的建议了。我对这些机构对待患者的态度了如指掌。

约翰叹气，低头用掌心托住额头。“和平时一样，我只能靠自己了。我明白了。”

明迪开始收拾包，顺便看了我一眼。她知道她一走出大门我就会分享我的看法，我也知道她根本就不在意我的所作所为。

我一听见门关上的声音，就转向约翰。他坐在沙发上，看着手上那一串护理院的名字。他在我开口前先说话了。“我听别人说，萨顿高地护理院很不错。”他说。

我大声喘了口气，如释重负，知道自己不会惹上麻烦了。萨顿高地毫无疑问也是我最认可的一家。护士们都在那里工作了很长时间，她们跟我的沟通非常顺畅，我从来不担心她们会对患者不好。我开始使劲点头，暗示这个选择没问题。约翰诧异地看着我然后笑了，就好像这是一个游戏。

“海滩美景护理院怎么样？”他说。我停止点头，睁大眼睛抿起嘴，什么都没说，但却什么都说了。

约翰大笑：“萨顿高地……我知道了。”他说着发自内心地笑了。

我也对他笑笑，终于松了口气。“那么，我们继续吧？准备下萨顿高地需要的资料？”

“不，我还没准备好。”约翰说，态度突然又变得严肃起来。

我咬了咬嘴唇，想着特拉维斯会很失望，但我也不确定自己还能做什么。约翰有权利把妻子留在家里，即使我们并不认同这个决定。

“好吧，”我说着，耸了耸肩，“那我们先把眼前的问题处理好。”

“那很容易，对吧？”约翰问。

“我来这里是帮助你和伊迪丝的。就像开车一样，你们都在驾驶位上，我在后排，你们可以问我方向或者让我闭嘴。”我微笑着说道。

“好的，我明白了。”他充满信心地说。

也许从这时起，事情对约翰来说变得容易了。

几周之后，我在半夜接到了一个意料之外的电话。“嗨，我是伊迪丝的丈夫，约翰。嗯，我不知道该怎么描述现在的情况，”我一接通电话他马上开始说，“我觉得你可能得来一趟。”

我能听见电话那边的吵闹声。听上去伊迪丝在……大叫？“她是觉得哪里疼吗？”我问。

“她觉得卧室着火了。”约翰对我说，那声音听起来疲惫极了。

我到达他家的时候，约翰和伊迪丝在卧室。约翰坐在床上试着安抚伊迪丝，但是没用。她来回踱步，自顾自地咕哝着“火！火！火！”我在来的路上已经给库马尔医生打过电话了，他让我给伊迪丝用紧急抗焦虑药，那个药在她最初收治时就开过。

在接下来的10分钟里，我试着让伊迪丝冷静下来，但不管用。

她继续不停地走动，抓头发，一直说房间着火了。我又给库马尔医生打了电话，这回他让我再给伊迪丝用一剂抗焦虑药，试着分散她的注意力。我按他说的做了，然后问伊迪丝要不要吃点东西，但她摇头拒绝。约翰试着喂她一点吃的，也被她给推开了。我走进客厅，打开电视。然后我把头探进卧室，叫伊迪丝过来和我一起看电视。她坐在床上，不停地重复着“着火了”，眼泪从她的脸颊流下。

30 分钟过去了，我开始害怕起来，我们三个人全都很痛苦。最后我拿出电话，打给一位经验非常丰富的护士琳达，她的从业生涯超过 15 年。

“喂？”琳达迷迷糊糊地接起电话，用她的英式口音问道。

“我是哈德利。”我局促地说道。“很抱歉贸然在深夜打扰您，您可千万别生气。我有一位阿尔茨海默病患者，她觉得自己的床着火了。她不停地走动，还泪流不止。我已经给她用了两剂抗焦虑药，但是完全不起作用。”我接着连忙解释道。

“亲爱的，你为什么不把卧室挪到其他地方呢？”琳达问。

“啊，抱歉——但这是什么意思？”我疑惑地问道。

“火在哪里？”

“啊，没有真的着火。”

“现在，亲爱的，对她来说那里有火。在她床上，对吗？这让她很痛苦。你为什么不把她的床从火里移开呢？这样她就能去睡觉了。”琳达教我。

“琳达，我觉得这不会有用的。”

“先试试看吧，如果没用的话再给我打电话，但是我打赌这招绝对管用。晚安。”她说完便挂了电话。

我盯着伊迪丝和约翰的双人床。我要怎么把它移开，而且能放到哪里去呢？我示意约翰过来。“我打给了一位经验超级丰富的护士。她觉得我应该把你们的床从‘火’里挪开。我知道这听上去有点疯狂，但或许你家有另一间卧室能放下这张床吗？”我问。

约翰明显已经累坏了，他站起来走去打开另一间卧室的门，就在走廊的尽头，那里完全是空的。

“好的，这里完全可以。呃，我可以把床挪过来吗？”我问。

“你大概是我见过最奇怪的指挥者了，但我莫名很相信你。去吧。”我走回卧室，打量着那张床，试着找到移动它的最佳方式。看起来不用拆卸就能通过那扇很宽的对开门。我看着床，伊迪丝站在我旁边，好像也在估算。过了一会儿，她虚弱地呜咽着，又念叨了一次：“火。”够了。看着她那么痛苦，我也心痛不已。我必须要行动起来。

我走向那张看起来很重的木头床，试着把它从墙边拽出来。令我惊喜的是，那木头像是空心的，那张床轻轻松松就向我滑了过来。我现在有足够的空间在床头板后面和墙之间移动。我推着地毯上的床，每隔几秒就抬头瞟一眼，确保自己行进的方向是正确的。我把床推到卧室中间的位置，伊迪丝来到我旁边帮我一起推。我不确定她知不知道我和约翰在做什么，她肯定也没贡献多少力气，但是我们一起把床往走廊推的时候，我对她笑了。到了另一间卧室，我停下来看向四周，思考要把床放在哪里。伊迪丝指着房间左后方的角落。

“那里？”我问她。

她坚定地点点头回应我。

我听了她的话，把床推到房间的角落。后续发展完全出乎我的意料：我刚把床推过去，往后站了一步，伊迪丝就爬上了床，看着像是要睡觉了。真的有用！我震惊极了。

“好样的。”约翰轻声说，我们确定伊迪丝已经香甜地进入梦乡了。我把手放在他肩膀上，对他笑了笑。

“解决了。你做得很棒。”我鼓励他。

“是时候了，”他说，“通知萨顿高地护理院她要住进去了。”

我点点头。今晚很艰难。我知道约翰在理智上作出了正确的选择，但是我担心他的心会难受。

还没过几天，我走进了萨顿高地护理院。

“是来看伊迪丝女士的吗？”年轻的前台工作人员问我。

“是的。你见过她了吗？”

“她丈夫几乎住在这儿了。我已经好几次把他放进那个上锁的单元楼了。”她说。

“这事我一点都不意外。你介意再带一次路吗？”

前台工作人员从桌子后面站起身来，领我去后面上锁的单元楼，输入密码，然后推开沉重的门。

“我把这里称为‘加利福尼亚酒店’。”她说，等着门咔嗒一声打开。

“啊？”我不明白。

“你想来的时候随时入住，但是永远不能离开。”

前台工作人员的话让我感到很不安。很大的嗡嗡声打断了我的思绪，我快步走进单元楼。走向护士站的时候，我看到了单元主管，她是我最喜欢的护士之一。

“嘿！”我和她打招呼。

“你今天来看谁？”她知道我有好几个患者都住在这个单元里。

还没来得及回应，我感觉有一只手放到了我的后背上。一转身，我看到了我的另一位患者，我对她露出一个微笑，她开始捋我的头发。“新住进来的那位，是我在家里收治她的。”我告诉单元主管，感觉我的头发被撩了起来，然后又落了下来。在其他场合可能会感觉莫名其妙，但是对我们来说这已经是家常便饭了。

“啊，对，伊迪丝。她的情况很好，刚才还参加了舞蹈课呢。她在6号房间。”

“哦天呐，真希望我能亲眼看看！”我笑着。我告诉那位摆弄我头发的患者我得走了，但是我明天会来看她。她含含糊糊说着令人费解的话，但是脸上挂着笑容，所以我就把它理解为“可以”。我穿过明亮的走廊到达6号房间。约翰开了门，那也是我认识他后头一回感觉他休息得不错。房间里，伊迪丝坐在一张椅子上轻轻摇晃着，靠近窗户看着外面的花园。当我走进去时，她朝我微笑。

“感觉怎么样？”我问，几乎有点害怕听到约翰的回答。

“这里挺不错的。”他看向伊迪丝，笑着说道。伊迪丝也对他笑了笑。我放下心来，拿出血压计开始检查评估。“我得去办点事儿。你一个人在这儿没问题吧？”

“当然！即使你没法时刻待在这里，也不要有压力。我会经常从护士那里了解情况，然后及时向你汇报。”

“好的，我不知道自己能否轻易把手放开，但是感谢你的帮助。”约翰说完亲了下伊迪丝的前额，然后离开了房间。

我继续问问题，伊迪丝还是盯着花园，看着鸟儿和蝴蝶在她的窗边飞舞。到了体重那一项，我告诉伊迪丝我会马上回来，因为我得问问护士才知道答案。

我在走廊里听到争吵的声音。“如果你下一秒还是不让我离开这儿，你就等着我的律师函吧！”一位男士喊道。

“先生，不如我们一起来打牌吧？”一位穿着护士服的员工请求那位男士，我才看清那是约翰。

“我没糊涂，这位女士你是不是疯了？我就是回趟家而已！”约翰对着她喊。

“这里就是您的家。您在这儿是最安全的。”那位和善的护士已经累了。

我小跑着过去，她应该把约翰认成了一个昏了头想要逃跑的患者。

“嘿，我认识他。他是一位患者的丈夫。他不是这里的患者。”我告诉她。

“哦！哦，天呐。对不起先生。我是新来的。”她对约翰说着，然后立刻输入大门密码。他一出去，身后的门就哐当一声关上了，我忍不住笑了起来。那位工作人员看起来吓坏了。

“没事的，这是你的工作。你做得很好！他不会往心里去的，我保证。”我安抚她，努力忍住笑意。我走回伊迪丝的房间，完成评估，给她讲故事。伊迪丝和我一起大笑，好像听懂了似的。

几个月过去了，伊迪丝的情况愈加退化，但她从未感到任何疼痛，也没有再焦虑过。时光流逝，她从能说 20 个词退步到 10 个以下，又到 5 个以下，直到只剩 1 个词：“约翰。”

接着她丧失了行走能力。那天对所有人来说都很沉重，包括护理院的员工，他们也越来越喜欢伊迪丝了。约翰尤其不好受。他仍然每天都会来护理院，学会把妻子挪到轮椅上。他推着她去餐厅，这样他们就能一起吃饭，她也能换个环境。慢慢地，伊迪丝没法在轮椅上坐直了，所以约翰会在她的胳膊和轮椅之间放上枕头，帮助她坐起来。伊迪丝总是笑着看约翰，尽管她再也不能和他交流了。

伊迪丝不再微笑了，这不是在某一天突然出现的，而是在不知不觉中发生的。约翰就是这么和我说的。

“我注意到了，”我告诉他，“可惜，这是预期中的阶段。”

“阿尔茨海默病会发展到不能再笑了吗？”约翰问我，看上去很吃惊。

“你是想让我把话说得再明白点吗？”我问他。

“是的，我想知道具体细节。”

我拿出平板电脑，向约翰展示了一个表格，我已经对其了如指掌。

“刚开始的情况是这样，”我指给他看，“我们现在在这儿。”我的手指从第 6 阶段滑到第 7 阶段。

“所以，最后一个阶段是没法抬头？”

我点点头，不知做出什么表情好。

“这个病太残酷了。”约翰叹了口气，摇摇头，表示难以置信。

“是的。就是这样。”我同意道。

又过了几个月，我以为约翰去看伊迪丝的频率会降低，但是他一天都没落下。在伊迪丝生命的最后一个月，她无法下床。我开始更频繁地去看望她，每次我在萨顿高地看其他患者的时候，也会顺便看看她怎么样，就算当天没有安排她的护理。

有一天，我一进门就注意到伊迪丝的身体呈现一种不自然的姿势。我往里走了走，看到她的眼泪从脸上流下来。我试着和她说话，抚摸她的背，意识到她正忍受着巨大的疼痛。我马上通知了护士。

“有急救药吗？”我焦急地问。

“我得在电脑里输入一个疼痛等级才能拿药。我要输入几呢？”护士问我。

“10。呼吸困难、哭泣、面部表情扭曲、拳头紧握、无法缓解。”护士输入数字，把药递给我。

“她最近出什么事了吗？”我问。

“没有，没什么问题。”她确认。

几分钟后药物生效了，伊迪丝的身体放松下来，我从头部开始评估，就像每次一样。她的两个瞳孔一样大。脸上和头皮没有伤痕和抓痕。头发也很整齐地梳了一个辫子，看上去刚洗过。

“能告诉我你的名字吗？”我问，知道她回答不了，所以在她不认识自己那行打了钩，然后继续核对清单。

“能告诉我你现在在哪里吗？”我问。没有回应。

“你知道现在是几月吗？”我问，直接钩上了“她不知道时间”。

“哈德利。”我听到有人在叫我，声音很大也很清晰。我从平板上抬起头，以为是萨顿高地的护士。但什么人也没有。我四处看看，又不解地看向伊迪丝，她直直地看着我。无论如何都不可能是伊迪丝。她的病让她没办法记住我，更不可能叫出我的名字。

“哈德利。”她又说了一次，还在看着我。

“是的，是我。”我说着握住她的手，“我是你的护士。很久以来一直都是。是我在照顾你。你会没事的。我保证。”

可能是肌肉痉挛，也可能是伊迪丝和我交流的方式（尽管理论上她已经丧失这种能力了），她攥了一下我的手。我一手拿着平板，一手握着伊迪丝的手，她迷迷糊糊地就睡着了。

我很高兴她不疼了，继续评估她的皮肤状况，看了她的胳膊和腿。有点轻微的淤青，就像大多数老年人的胳膊和腿一样，但没关系。我把伊迪丝挪到左侧，检查她的背部。我拉下她的短裤，倒吸一口凉气。她的臀部有一片我有生以来见过的最大，也最深的压疮。比我的拳头还要大，梨形的，又紫又黑又红。

愤怒一下冲上头。在学校老师讲过，压疮通常都是由于帮患者翻身的次数不够导致的。保持一个姿势太长时间会对局部产生压力，然后导致皮肤受损。我感觉既气愤又尴尬，因为是我推荐的这家机构，而他们却把我的患者弄成这样。我害怕没法向约翰交代。

我先给特拉维斯打了电话，因为我不确定该怎么通知护理院他们的失职。他一接起电话，我就给他讲了那道压疮，而护理院的人似乎对此一无所知。

“等等，我觉得事情可能并不像你想的那样。先等下。”他说。我百思不得其解，边等待边听到他打字的声音。

“德娅昨晚还在那里，报告显示伊迪丝女士的皮肤只有腿和胳膊上的一点点淤青。”他说。他停顿了一下，接着问我：“你听说过肯尼迪压疮吗？”

“没有。”我回答，回忆着学校的伤口护理课。

“所以，你知道皮肤是一个器官，对吧？”

“是的。”我说，不确定他要说什么。

“好的，就像我们的器官在生命最后会开始衰竭，皮肤也会。肯尼迪压疮能凭空出现，看起来非常可怕。没人做错任何事。你只需要确认她不疼就行。”

我从没听说过肯尼迪压疮，但是我很庆幸特拉维斯在我让自己陷入尴尬之前先告诉了我，不然我可能会无端指责护理院的工作人员失职。我松了一口气但立刻又害怕起来，因为我得给约翰打电话，让他为接下来会发生的事做好心理准备。我手抖着拨通了约翰的电话号码。他接起电话，听起来心情还不错。

“嘿，你今天已经来过护理院了吗？”我吞吞吐吐地问。

“没有呢，但我在路上了！”

“好的，我会在这等你，然后我们谈谈吧。”我告诉他。

我边等约翰边观察伊迪丝，确保她没有任何不适。我希望她能给我讲讲她的梦。

过了一小会儿，约翰走进来，快步来到伊迪丝床边。“有点不对劲。”他特别担心地说。我很惊讶也很佩服他的感知力。他和妻子太同频了。我把手放在他的肩上，向他解释我来了之后发现的事。约翰一边听一边默默流泪。

“这话听起来很傻，但是我还没准备好。你可能会觉得，我们一起经历了那么多事，应该不会再感到意外了。”他说着，用纸巾擦了擦鼻子。

“我理解的。”

“接下来怎么办？”

“我会告诉护理院的工作人员怎么给她用药，什么时候给我们打电话。如果半夜不需要我来的话，我就明天再来。这样可以吗？”

“好的。让你费心了，哈德利。”他说。

那晚并没有关于伊迪丝的电话打来——应该说任何一晚都没有。在接下来的5天里，直到她去世，我每天都会去看望伊迪丝和约翰。她离开的那一刻我不在场，但他们告诉我一切都很平静。

非常出乎我的意料，伊迪丝去世后大约20分钟我就到了护理院，但那时约翰已经走了。护士告诉我他受不了看着她那副样子。

我将伊迪丝擦拭干净，全程都在和她说话，然后打开窗户看着花园。等待殡仪馆工作人员的时候，我看着蝴蝶和小鸟飞过，就像伊迪丝女士几个月前那样看着。工作人员到了，在他们把白布盖到伊迪丝脸上之前，我最后一次和她道别。他们转移伊迪丝的遗体的时候我总是看向别处——那是我最不喜欢的时刻。我每次都很害怕，想着他们不能呼吸了，尽管我知道这种担心毫无意义。

我填好所有的文件，打了该打的电话，我和护理院的工作人员告别，然后继续平常的一天。

我心不在焉地坐在办公室里处理一些文件工作，这时牧师史蒂夫走进来，坐在我旁边。“我今天和克里斯聊了几句。”他说。史蒂夫经常去克里斯工作的护理院，去看望临终关怀患者，几年里他和克里斯已经很熟了。事实上，他们相识的时间比我和克里斯认识的时间都要长。

“哦，是吗？”我问。

“是的。我们聊到了他妈妈。我们为她祈祷。”

“您太贴心了。非常感谢您为我们做的一切。”

“她说她要战胜癌症。”史蒂夫看着我说。

我咬紧嘴唇，盯着电脑，什么都没说。我心里很清楚。毕竟我照顾过很多脑癌患者。

“你不这样想，我猜。”他说。

我轻轻摇了摇头。

“我觉得你可能有点偏见。”他说。

我从未面对过这样的挑战，大家对巴贝蒂的病和即将到来的死亡都小心翼翼的。“我经手的患者都没能战胜脑癌。”我平静地告诉他。

“你照顾的都是已经处在生命最后阶段的人，哈德利。她还没到那个程度。我觉得乐观一点也无妨。”他给出了建议，没有对我做任何道德评判。

我所有的情绪一瞬间全涌了上来，包括那些我从一开始就隐藏得很好的情绪。“我没法感到乐观。死亡令人难过，而且无处不在。我和我的患者逐渐熟悉起来，然后他们就离开了。下班后我去看望巴贝蒂，她的存在不断提醒我这一点。我们从不出远门，就怕万一。我们的生活没办法向前推进，不能订婚，因为感觉现在不合时宜。每个节日的空气里都弥漫着一种沉重感，想着这可能是她最后一次过这个节日，但是没有人说出来。”我的心跳在加速。我从来没对任何人分享过这种感觉。我觉得这些情绪没有价值。每次情绪汹涌时，我就提醒自己其他人面临的处境更糟，至少我还没有走向生命的终点。

“你知道的，有这种想法完全没问题，对吗？”史蒂夫温柔地说，“这完全正常。”

“我有过和你一样的经历，我也学着告诉人们他们的情绪很正常。但是这话对我自己没用。”我告诉他，然后突然笑了两声，很快眼泪又流下来。我没预料到这次情绪宣泄，但是这种排解让我感觉好多了。

“我有朋友是心理咨询师。我可以给你他们的电话。”他用父亲般的关怀对我说。

“我保证我比现在看上去要好得多。”我擦去眼泪，感谢他能花时间听我倾诉。

冬天过去了，很多患者也在我的陪伴下离开了。天气转暖的第一天，20多度，阳光明媚，鸟儿欢歌，春天会带走冬天所有的沉重，你是否也有这种感觉？就是那样完美的一天，我走向萨顿高地护理院紧锁的大门，等着工作人员为我开门。就在那时，一只停在门上颜色鲜明的飞虫吸引了我的注意。

一条长椅的牌子上面写着献给伊迪丝。在护理院的花园里会举行一个小仪式，这条长椅会永远放在花园里纪念她。我快速确认日期和时间，确保自己能出席，我意识到其实就是今天——事实上，就是现在。我进了门走向花园，默默地加入人群，约翰正在讲伊迪丝的故事。他手上抱着一个骨灰盒，分享着自己在过去几个月里去了他们最喜欢的那些地方，然后撒了伊迪丝的骨灰。他看起来很开心，我也为他感到开心。说完以后，约翰在长椅旁边也撒了一些伊迪丝的骨灰。

我等着人们一个个向约翰送上祝福，拥抱他，拍拍他的后背。约翰看到我了，我朝他挥挥手。

“哈德利，很开心你能来！”他喊道，“我想给你打电话，但是我不想让你觉得我是一个疯狂的老家伙。”

“约翰，我永远不会那样想。”我向他保证。“只要您想，随时都可以给我打电话。我应该早点告诉您的。”我担心自己没对一位伤心的家属张开怀抱，给予足够的安慰。

“不，不。不是那样的。我有个故事要告诉你！我觉得除了你没有任何人能理解，但你可能会觉得我疯了。”约翰说话的时候眼睛一下就亮了，我之前从没见过他这样。他站得更直了，整个人焕然一新。

“我保证不会这样想。”我让他放心。那时我觉得没什么事能让我感到惊讶。

“你还记得那次伊迪丝觉得卧室着火了吗？”他问。

“当然了。我永远不会忘记。”我坦言。

“是这样的，没人能解释具体原因，可能是电器失火了，但是那间卧室在伊迪丝去世后几个月真的着火了。”他激动地说道。

我确定我脸上一定写着惊讶两个大字。我用了一分钟才让飞奔的思绪缓下来，然后问约翰：“您还好吗？”这是最合适的问法。

“我没事，但那完全是因为我没有再把那张床挪回去。自从你把那张床挪到另外一间卧室，我就一直睡在那里。”约翰回答道，停了一会儿然后肯定地说，“伊迪丝知道。”

我的大脑在考虑其他可能的解释，但我想不出来。“我也觉得她知道。”我慢慢地说。

但是……她怎么会知道呢？

尽管我在临终关怀工作中已经见过太多令人费解和惊讶的事情，但这还是第一次真正受到触动。它没法解释，又无法否认。我知道有人肯定会说这场伊迪丝预言的起火只是个巧合——但这也太巧了吧，而且在我看来，预言这个解释也无法让人信服。

与伊迪丝共处的经历让我开始从不同角度看待阿尔茨海默病患者。我们很容易注意到，从很多角度而言，他们都不在这里了。但是我们很少去想：他们在哪儿？我总是觉得我的患者一只脚在这边，另一只脚却在那边。但我现在怀疑——尽管我无从证明——虽然他们的身体还在这里，但是在某个时间点之后，他们就头也不回地进入下一程。虽然可以将他们视为步履蹒跚的孩童，仿佛他们完全不理解周围的世界，但我觉得这种观点不对。伊迪丝——还有很多这几年我接触到的其他患者——推翻了那种假设，因为他们的确做到了科学和医学上都认为他们没能力做到的事情。

伊迪丝怎么知道我的名字？——更别提把它说出来了——她当时已经病得很重了，很久以前就丧失认知能力，无法形成新的记忆了。她怎么准确地知道哪里会着火？我用护理思维看待并照顾患者，可护理思维无法解释这些事。我相信医学和科学，但是我的亲身经历告诉我，尽管它们可以解释很多现象，但它们无法解释一切。

直到今天，我也说不清这一切是因为什么发生以及如何发生的。我只知道它的确发生了。

约翰跟我讲了这件事后不久，我就去找了琳达，那位建议我把伊迪丝的床挪开的护士，那晚我以为是幻觉作祟。我告诉琳达这些事，但是她看起来一点都不惊讶。

“这些事确有可能发生，”她耸耸肩，直截了当地说，“还好你把床给挪开了。”

第 7 章

雷 吉

到达餐厅的时候，我看到朋友们已经坐在外面的桌子旁了，正品着红酒。今天虽然是 1 月少见的暖和天气，但我还是很感激她们找了个靠近取暖器的位置。

“嘿，朋友们!”我说着扑通一下坐在莫莉和凯莉旁的空椅子上。

“我们正在聊工作呢。”莫莉说。

我点点头然后微笑。莫莉在零售商店工作，另一位朋友凯莉在一家房地产公司办公室做前台接待员。凯莉给我们讲她的一位客户贷款被拒所以她很沮丧，话音刚落，服务员就给我也上了红酒。“干杯！”我们齐声说道。

继续刚才的话题，莫莉靠在那里说：“我太理解了。有一天我也有一位顾客闹得鸡飞狗跳，就因为一张购物券用不了。不仅如此，我感觉每个顾客都会把衣服堆成一团，弄得乱七八糟，害得我几乎做不了其他事情。”

我点点头，夹起桌子中间冷食盘里的芝士吃起来。

“你呢，哈德利？你的工作怎么样？”

我思考着该怎么回应。其实，今天早上我有一位患者去世了，下午又听一位将要丧偶的女士哭诉一切都脱离了她的掌控，这些内容可不太适合与朋友共处的小酌时光，何况我们也不经常见面。

“一切都还是老样子。”我说着耸耸肩，其实心里还是愿意多分享一点工作的细节和我的感受，但我知道那会让气氛变压抑。我又往嘴里塞了一片芝士，暗示我不打算展开说。

这种情景很常见，而且不仅限于我的朋友。过去几年，我已经习惯了只把工作中的故事留给自己。我热爱我的工作，尽管我见证了死亡，随之而来的还有很多情绪波动，但是临终关怀这份工作让我比之前更真实地感觉到自己还活着。我心里很清楚我已经找到了自己的人生使命。尽管如此，我的工作还是会让别人感到不适。

我很快就习惯了，每当我在社交场合谈起我的工作，大家马上就会转移话题，所以我会知趣地主动换个话题。有几次我没有那样做，果然后悔了。有一次我和克里斯在假期参加慈善活动，一位医生来搭话，他问我们是做什么工作的。克里斯说他是一位理疗师。那位医生转向我，我说自己是一位临终关怀护士。

“哦，”他说，手里晃着饮料，露出一个怪异的表情，“这岂不是很痛苦？”这话竟出自一位医生之口。

“并不，”我笑着回应，“我还挺享受的——”

“你享受死亡？”那位医生打断我。

我感觉我的脸烫了起来。“还有很多其他方面。”我解释，感觉自己说话结结巴巴的，“并不总是关于死亡。”

“嗯……”他显然不想继续往下聊了。“好吧，很高兴见到你们。”说完这话，他只留给我们一个背影。我感觉很尴尬，真希望刚才我只说自己是一个护士，那样就够了。

不光陌生人不理解我的工作，有些朋友和家人也是如此，哪怕我都解释了这份工作对我的意义有多重大。有一次和我爸爸的对话尤其伤人，他问我准备什么时候回去做一名“真正的护士”。我解释说自己就是一名真正的护士。他说：“好吧，我说的是真正挽救生命的护士，而不是看着患者死去的护士。”

我越想躲开这个话题，那些对话就越不停地在我脑子里回放。几天后，克里斯的父母在晚餐的时候问我工作怎么样。我感觉之前很受挫，所以我的反应很不一样。

“挺好的。”我淡淡地微笑着。

克里斯看起来很惊讶。“你是热爱你的工作的！”他维护道。

“我知道，”我说着低头看向我的餐盘，“但有时，我也会怀疑。或许对我来说回到医院会更好。”

“有人说哈德利不是真正的护士。”克里斯直接告诉了他父母。他继续说着，但是被巴贝蒂打断了。

“哈德利，”她盯着我的眼睛问，“你工作开心吗？”

“开心！”我耸耸肩。

“这才是真正重要的。”巴贝蒂坚定地说道，就好像这个问题已经迎刃而解。“人生短暂——我太清楚了！如果你的幸福快乐不影响任何人，那就随他们去吧！这里还轮不到他们说话。”

直到今天，我心里还牢牢记着那一天。

但是，莫莉和凯莉似乎压根儿没注意到我的回避，话题很快就转到了恋爱上。

“好吧，布鲁克斯和我终于选定了场地！”莫莉说。

我笑着呼了一口气，终于换话题了。我开心地听着她给我们讲述婚礼场地的所有细节。

“你们俩呢？什么时候结婚？”莫莉转向我和凯莉问道。

我和克里斯几个月前就看了婚戒，但是从那之后他没再提起过。如果我说一点都不失望那是假话，但是巴贝蒂太虚弱了，我知道现在她才是全家人的中心。

“我准备好了，时刻等待着！”凯莉开着玩笑。

“我也是！”我真心地赞同。

我们吃完晚餐，结了账，约定不久后再见，然后我去了沙滩。我知道克里斯从托儿班接到布罗迪（这样我就能和朋友们聚一下了），然后他们也来沙滩了。在沙滩上，我看到他们俩在远处建了一座沙堡。晚风把我的头发吹到脸上，我停下来盯着大海，看着浪花翻卷。我知道很快就会有一位新患者代替今天刚离开的那位患者。这是一个没有尽头的循环，就像大海的潮汐一般可以预见。我好奇自己下一个要照顾的是谁。

没过多久我就知道答案了。两天后我的日程上就多了一项新的收治任务。我读了记录：雷吉是一位 58 岁的男性患者，患有终末期肝病。因在过去 6 个月内有饮酒史，所以无法接受移植。妻子名叫莉萨，是看护人。他们没有孩子，也没有买健康保险。这一页最上端还有一行用红笔画圈的手写注释：高免赔额，慈善？下面还有一个笔迹潦草的：批准。

我松了一口气。临终关怀是联邦医疗保险赔付的，但对像雷吉这样还没到 65 周岁的患者来说申请流程非常麻烦。有时私人保险能承担 100% 的临终关怀费用，但有时免赔额需要患者自理，相关费用可能高达几千美元。这种慈善批准——很少见，大概只有 1% 的患者能得到——意味着我们公司要承担保险不能赔付的一切费用。

我坐在桌前看雷吉的其他文件，听到牧师史蒂夫熟悉的声音。“嘿，嘿，嘿。”他绕过拐角，走进护士办公室。我转过椅子，微笑着面对他。他穿着熨得平整的白色扣领衬衫和黑色长裤，拉过一把椅子坐到我旁边，塑料轮子摩擦地砖发出声响。“巴贝蒂怎么样？”他问，“我一直在为她祈祷。”

“体重还在下降。她去镇上看过一位肿瘤医生，而且每几个月都会去一次得克萨斯大学安德森癌症中心。有时候我觉得医生们把她推来推去的，没人真的负起责任，但是你知道的，她是个护士，坚称自己能应付，所以我不想越界。”我回答。

“那她自己应付得来吗？”史蒂夫问。

我哽住了。史蒂夫让我觉得可以对他坦诚。

我深深地叹了口气。“我真的不知道。她看起来还不错，但我注意到她会忘记储存间密码之类的小事。我们不清楚这是因为癌症还是普通的健忘。我想给她最好的照顾，但又不想夺走她的任何东西。”

史蒂夫把他的椅子滑得更近了，凑过来说：“我这样问吧：如果你不介入的话，最差会发生什么？”

“她不会得到最好的治疗。”我回答，不太明白他为什么会这样问。

“那如果你干预了，最糟的结果是什么？”

“她可能会得到更好的治疗，但也有可能不会，而且她可能会因为我不让她自己处理而感到受伤。”

“你知道自己该做什么。”他很肯定地拍了拍我的胳膊，然后朝附近的厨房走去。

我叹了口气，然后点点头，把椅子滑回堆积如山的收治文件前。

“这是关于谁的资料？”史蒂夫给自己倒着咖啡，指着那堆文件问。

“雷吉，”我答道，“可能很快就是我的新患者了。我刚看到他是一个无神论者，所以他们应该不需要牧师。但以防万一，我还是会向他们介绍你。”

“我能提供他们所需要的任何支持。他们不想听的话我一句都不多说，可以吗？”

我笑了，摇了摇头：“我知道，但是我每次这么说的时候，大多数人都不相信我。他们认为你会拿着圣水出现，然后给他们洒水。”

“我甚至都不会带自己的水杯，我发誓。等等，不——不发誓，拉钩。”史蒂夫笑了，伸出他的小拇指。

我大声笑了出来，伸出小拇指，拉钩。

那天下午，我到了雷吉家——一幢需要修理的移动板房。我看到隔壁有一位男士看着我，嘴唇间叼着一支烟。我和他挥了挥手，穿过雷吉家郁郁葱葱的草坪。突然，我大叫了一声，因为我的右脚陷进了一个看不见的洞里。邻居笑了笑，我艰难地把脚从洞里拔出来，长途跋涉，终于走到了前门，按了按门铃。

“门铃坏了，亲爱的。”那位邻居对我喊。

于是我改成敲门，迎接我的是很响的一声狗叫。

“哦，安静点，麦克斯。”我听到紧闭的门后有一个人在说话。过了一会儿，一位穿着一条纯黑色裙子、看起来刚 50 岁出头的女士打开了门。她黑色的头发整齐地别在耳后，但是她弯下腰去抓麦克斯的项圈时，她耳朵后面的头发就掉到了脸颊前。

“真抱歉。”她说着，金毛犬麦克斯渐渐冷静下来。它毛茸茸的尾巴摇晃着，完全就是金毛犬该有的样子。

“我已经习惯了，”我说，“我是哈德利。很高兴见到您。”

“我是莉萨。我也很高兴见到你。雷吉就在这儿。”

她带我去客厅，那里有一张仿皮沙发和一张咖啡桌，上面杂乱地堆着杂志、香烟和各种纸杯。一台带机顶盒的电视机放在一个旧木头柜子上，静音了，但屏幕上播放着日间游戏节目。雷吉正对着电视躺在一张躺椅上。他穿着一件纯白色短袖和睡裤，裤腰带紧勒在他肿胀的大肚子上。这种肿胀就是“腹水”，是肝癌特有的症状。

莉萨走过来，轻轻晃了晃雷吉把他叫醒。他看起来有点懵，直到他的目光停留在了我身上。“你终于同意满足我想死去的愿望了？”他问他妻子。

雷吉对临终关怀是如此感激，这让我很受触动，但是他妻子更了解他。“别这样说。我是认真的，雷吉。”她用责备的语气说着。

“你帮我叫来了一位脱衣舞演员？”他还在开玩笑，然后哈哈大笑。我惊呆了，不知道该说什么。我向下扫了一眼我的衣服，我常穿的宽松蓝色护士服和网球鞋似乎也在盯着我。

“他糊涂了，”莉萨很快接话，想要替他解释，“生病就会这样。”

我对她点点头，没搭理雷吉。一年前，我还会为这种行为辩解，但现在我知道怎么做更好。

“我要先为您做评估，看看您是否符合临终关怀的资格。可以吗？”我问。

“当然，我们需要帮助。真的很感谢你。”莉萨在雷吉开口前先回答道。我把护士包放下，拿出我的平板电脑。

“好，第一个问题。您能告诉我您的名字吗？”

“雷吉·布什（橄榄球明星的名字）。你看不出来吗？我和他长得一样。”雷吉做着鬼脸答道。

“我看资料您不姓布什。”我说。

“哦，你真无趣！”他叹了口气，“我对这些问题很熟了，我才从医院出来。我的名字是雷吉。现在是 11 月。你还需要知道什么？”

我在三个小框的前两个中打了钩，代表他知道“人物”和“时间”，我还需要知道他是否理解“地点”。

“你知道你现在在哪里吗？”

“知道：地狱。”他一边平静地回答，一边从旁边的桌子上拿起一听全是小水珠的百威淡啤。“我在我自己家，”他叹了口气，“这位是我的妻子，莉萨。这是我的狗，麦克斯。这是让我走到这地步的东西。”他说着拿起啤酒，做出“干杯”的动作，仰头一饮而尽。

我在“地点”那个框也打上钩，表示他知道自己身处何处。我拿出电诊笔开始评估他的身体状况。我总是从最上面开始检查，从头部到屁股再到脚趾，这样我就不会漏掉哪一步。我离雷吉更近了些，发现他的眼白已经变黄了——这也是肝病恶化的标志。我往下检查雷吉的身体，他的胳膊很细，周围的皮肤很松弛，这也暗示着他之前的体格很强壮。

“你是做什么工作的？”我问的这个问题打破了安静的气氛。

“建筑。”

“我敢肯定你在这个镇上工作很忙。我发誓转个圈的功夫，这儿就有一栋新建筑拔地而起。”

“每个人都想要一片沙滩，”他说，“我和莉萨刚搬来的时候这里还是个小渔村，那会儿周围什么都没有。所以我们才能买下这个房子。现在镇上的每个开发商都想从我手上买走这个房子，但是我都拒绝了，因为即使他们愿意付几十万美元给我，我能去哪儿呢？其他东西更贵。”

“他们希望我们搬出这个小镇，雷吉。那才是重点。”莉萨在旁边的厨房里喊道，“他们不喜欢我们这样的垃圾。”

“好，你可不能让他们拿走我们的家，莉萨。你听见了吗？”

“我能把它给谁，啊？我们没有孩子也没有家人。”

“给她。”雷吉边说边用他的啤酒指了指我，那时我正把卷尺从护士包里拿出来。莉萨翻了个白眼。这显然是他们之间很日常的拌嘴，外人可应对不来。

“我觉得你的邻居可能不愿意。”我说着就笑了，暗示我是在开玩笑。

“他不喜欢任何人。”雷吉说，然后开始喝第二听啤酒，那肯定是莉萨在我翻包的时候给他的。

我解释要去给库马尔医生打电话，征得同意后收治雷吉。还好，那位邻居不在门口了。

“嘿，我在开车，没办法看东西。”库马尔医生接起电话。

“没问题。情况很简单。”

我向他大致介绍了一下雷吉的情况。我说到他有腹水时，库马尔医生打断我：“有多严重？”

我翻到表格相应的部分，突然意识到跟雷吉和莉萨聊天时分心了，忘记量他腹部的尺寸了。我的脸一下子红了。“真抱歉，我忘记量了。我现在就去测，然后马上给你回电话。”

库马尔医生打断我："哈德利，我知道你是一位好护士。没关系，我们是一个团队，描述一下就好。"

我刚要开口，但是大脑一片空白还有点害怕，因为我想不起来任何医学或者专业术语来描述雷吉的腹部。"我……我不知道。我现在就去量一下，两分钟内给你回电话。"

"他看起来像怀孕了吗？"库马尔医生问。那就是我刚才想到的措辞，但我并不想那么说。

"是的，像 9 个月了。"

"结合那些化验和评估，他的时间应该不多了。收治他吧，代我问好。"库马尔医生说道。

我答应下来就挂了电话，深呼吸，然后走回雷吉家。

"医生说同意收治。"我告诉这对夫妻。麦克斯好像听懂了似的，走到雷吉身边把头靠在了主人的大腿上。

"敬垂死者。"雷吉说着咕咚咕咚把剩下的啤酒一饮而尽。

周六，我醒来的时候太阳透过窗户照进来。我看了一眼手机，凯莉发来信息问我想不想做美甲。但我这周工作特别累，只想躺在沙发上看真人秀。那些编造出来的戏剧总能让我忘掉生活里发生的一切。"今天不了，下次一定！"我回复。在另一位朋友的生日聚会前，我还有 8 个小时能用来放松，之后还要去克里斯父母家吃晚餐。

看了几个节目，包装完给朋友的生日礼物，我准备好晚上的活动了。尽管外面还是很冷，但我穿了条牛仔裤和一件粉色无袖上衣——克里斯父母家总是很暖和（即使这样，巴贝蒂现在总会冷得发抖）。我把胳膊伸进一件旧的毛茸茸的灰色毛衣里，然后照了照镜子。看起来虽然不是最佳搭配，但还挺好看的。

克里斯走进房间就立刻夸我，说我看上去很美。他看着也比平时更帅了，我们一起去见朋友的时候他总会用心打扮一下，这点我很喜欢。

生日派对大概一个小时，然后我们和朋友们道别，前往克里斯父母家。我们一停好车，克里斯就拿出手机说："哦，哎呀，他们还没从商店回来呢。"

他指了指他父母公寓外的社区船坞。"想去那里走一会儿吗？"

"当然！"我同意。太阳就快落山了，时间正正好。

我们手牵手走到船坞，那里有一艘漂亮的小船拴在柱子上，在水中摇晃。克里斯带着我偷偷走到船上。

"我们不能这样。"我笑着悄悄和他说。

他转过身来对我微笑，我听到船长说："欢迎登船，克里斯、哈德利！"

船绕着海湾航行了一小会儿，然后停在了我们最喜欢的一处无人沙滩。我突然意识到为什么早上凯莉会叫我去做美甲，我笑得合不拢嘴，用力感受着每一秒，等待那一刻。

我们下了船，在沙滩上走着，一直走到了一堆岩石旁。我们爬上去，就像之前很多次那样，克里斯单膝跪地。"哈德利，如果能和你与布罗迪一起度过我的余生，那会是我的荣幸。你愿意嫁给我吗？"他问，微笑着看着我。

“我愿意！”我一点都没犹豫。等一切完成后，我们走回船上。太阳早就落山了，但我能看出克里斯的眼里闪烁着光，我知道那晚远没有结束。

“还有一个惊喜。”他说，捏了捏我的手。船停在了一家名叫橙色海湾的滨水餐厅，我们和船长道了别。但那个惊喜不是晚餐。

“恭喜！”我们走进餐厅，好多声音冒出来，我环顾整个房间，发现所有的家人和朋友都在。我拥抱了每个人，嘴巴一直张着，但我最惊讶的还是看见了我妈妈。

“什么？我刚才还和你通过话！你不是在得克萨斯吗？难道你早就知道了？”我问她。

“我骗你的，”我妈妈眼里也有泪，“克里斯计划这一天已经很久了。我真心为你们感到高兴。”

我又走到巴贝蒂旁边，她看着我的戒指说她有多为我们开心。“我知道现在问有点早，但你想过什么时候举办婚礼吗？”她问。

我耸耸肩。“说真的，我一直在幻想婚礼这一天。我得好好计划一下。可能是明年的某一天。”我没考虑到巴贝蒂的时间就把话说出来了。

“这听起来简直太美好了。”巴贝蒂真诚地回应。

过了一会儿，我感觉克里斯的手放在了我的肩上。他给我拿了一杯香槟，我们听着大家发言，为我们俩的未来寄予美好祝福，包括克里斯的父母。每个人发言完毕后，我们的亲友都举起酒杯喊道：“干杯！”

周一早上，我感觉筋疲力尽，但是特别开心，还沉浸在意想不到的周末惊喜里无法自拔。我给自己倒了些咖啡，听着手机里的电话早会。当同事汇报最新情况时，我靠在厨房的台面上，欣赏着左手无名指上那枚闪闪发亮的新戒指。我从来不戴首饰，但我很兴奋要开始习惯它们了。

“我去看了雷吉好几次。”詹娜说道，她是周末护士。我赶紧竖起耳朵——该集中注意力了。“他受了不少罪，承受着巨大的疼痛，人还有点糊涂。他妻子没法处理这些问题。她想让我们全力抢救雷吉。”我皱起眉头。“全力抢救”意味着如果雷吉停止呼吸，我们必须拨打 911 或者实施心肺复苏，而不是宣告死亡。尽管雷吉和莉萨在收治过程中已经签字同意不做心肺复苏，但听上去莉萨改主意了。我想今天上午第一件事就去看他们。

我到雷吉家的时候，那位邻居又走出来了。我微笑着挥挥手。

“雷吉要死了吗？”那位邻居对我喊。

我特别想装作没听见他说的话，但那不可能。“我不能透露任何医疗信息。那是犯法的。”我说。

“我做过很多违法的事，”他反驳道，“但从来没被抓过。”

“好吧，但是我家里有个宝宝，所以我得保证自己有饭碗，而且不能进监狱。”我不知道为什么要对一个陌生人这么诚实——甚至还补了一句：“祝你度过美好的一天。”我说着敲了敲雷吉家的门。

这一次莉萨不像我上次见她那样精神了。麦克斯从她后面跑出来，从我身边冲了出去。“你要被车撞了我可不管！”莉萨冲它喊道。我能看出来，她的精神几近崩溃了。

“麦克斯！有好吃的！”我叫着。因为那个有魔力的词，它摇着尾巴跑回楼梯，等待它的奖励。我拍了拍它的头，拿出我还没吃的早餐谷物棒。在给它之前，我看向莉萨，确保可以给它吃。她点点头表示同意。

“谢谢。”她说着然后大哭。我马上把门关上，这样麦克斯就不会再跑出去了。

“我听说了这个周末的事。我们还有办法。”

“另外一位护士跟我说了办法，我的回答还是不。不要护理院，不要志愿者，不要死。我还没准备好。”她很抗拒。

“好的，那这样呢？”我说，“你去洗个澡，收拾好，我在这儿守着，给雷吉评估。你慢慢来。”

“好，”她放松了点，“好的。”她走回卧室，我看向麦克斯，它正躺在雷吉躺椅旁边的地板上。

“乖乖的好吗？”我对麦克斯说。麦克斯看向雷吉，好像在等主人的态度，但是他睡得正熟。我听到了花洒的声音，轻轻碰了碰雷吉的胳膊叫他。没叫醒，我试着温柔地叫他的名字。我不想吓到他，但当我轻轻摇晃他的时候，麦克斯对着我大叫，把雷吉惊醒了。

“怎——怎么了？”雷吉吓了一跳。

“嘿！我是哈德利！”

“哦，是的，我认识你。”他放松下来又躺回椅子上。

“我能问你几个问题吗？”

“可以，说吧。”他说着，又把眼睛闭上了。

看起来雷吉的状态还可以，但是我得问几个问题确定他糊涂了没有。

“你能告诉我你的名字吗？”

“什么蠢问题。下一个。”他说。这个回答也不算新鲜，所以我决定跳到下一题，过一会儿再回来问一次。

“你能告诉我你现在在哪里吗？”

“好的，得克萨斯，梅希亚。”

我抬起头看雷吉是不是在开玩笑，但看起来不像。我们肯定不在梅希亚，也不在得克萨斯附近。

“你能告诉我今年是哪一年吗？”

“1977年，”他回答得好像这个问题再明显不过了，“我祖母说我得快点。”

“真的吗？你要去哪儿？”

“我不知道。祖母是那种你只需要听着，不要问问题的人。”他说。

“有道理。你看到她了还是她给你打电话了？”

“这个问题真奇怪。她就在这儿。”他说，用大拇指指向椅子左侧。“还有其他事吗，我能继续睡觉了吗？”

“我问完了。”我结束了评估，把平板电脑关上，莉萨正好进来了，看起来精神焕发。我对她微笑问，能不能借一步说话，让雷吉好好睡觉。她同意了，然后带我走到一个带顶棚的后门廊，在那里我们还能透过窗户看着雷吉。

“所以，他能看见已故的祖母。”

“是的，还有他父母。”她说，点燃了一支香烟，还想递给我一支，但我拒绝了。

“你怎么看？”

“医生说他糊涂了。”她说，使劲吸了一口烟。

“所以，我想告诉你我和你一样讨厌这样的谈话。看见已故的亲人或者越来越糊涂都是病情在恶化的标志。”我停了停才继续说，尽可能语气轻柔地说，“我听说你想让我们在他死亡时继续抢救。我们可以那么做，但是我想确定你真的愿意这样吗？”

莉萨叹了口气，不愿意和我对视，她又拿出一支烟。“我不想让我的丈夫死去。”她说。

“我理解。”我顿了顿，想想应该怎么继续下面的对话。我想起了和史蒂夫的谈话。“如果他真的很快就要离开了，你觉得我们应该怎么处理比较好？”我问。

这一次，莉萨直视我的眼睛回答：“我不知道。也许我会握着他的手，告诉他，我爱他。”

“我完全同意，”我说，“我想让你知道，如果全力救治，我必须拨打 911 并且立即开始胸部按压。救护车会把他带到医院，他能活着出院的希望非常渺茫。不至于毫无希望，但情况不容乐观。”

“哦。”莉萨安静地应着。

我透过玻璃窗户扫了一眼雷吉，麦克斯在他身边，他睡得很香。“你不需要现在就做决定，而仔细想一想也许是件好事。我会在这里帮你，但是我不想越界。”

“我还不习惯做选择。在我的一生中我从未自己做过决定。我和雷吉从青春期就在一起，一直以来都是他在做决定。然后他生病了，我们就像牛一样四处奔走；这里检查，那里看医生，去另一个小镇看另一位专科医生。”

莉萨边说我边点头，听起来和巴贝蒂的情况很相似，莉萨不知道我其实很理解她的处境。

“那要不明天再想吧。”我建议。

莉萨点点头，我们从后门廊回到房子里。我和雷吉道别，他全程都睡着，我挠了挠麦克斯的头就走了。

大约晚上 7 点，我正在搅拌意面酱，有人打来电话。我放下勺子，接起电话。

“嗨，我是值班护士。”

“嗨，我是雷吉的妻子莉萨。嗯，我觉得他要走了。”

我换另一只手拿着电话说：“嘿，莉萨。我是哈德利。我马上就到。”

“好的，谢天谢地。”她说。我能听出来她松了一口气。

我挂断电话，5 分钟不到就出门了，我走的时候大声叮嘱克里斯要记得翻搅意面酱。

半个小时多一点，我到达雷吉家，这已经是那天的第二趟了。我小心翼翼地穿过草丛，生怕再踩进一个看不见的坑。门虚掩着，所以我敲门的时候还把头探进去看了看。环视四周，客厅里空无一人。

“莉萨？我是哈德利。”我喊着。莉萨从角落里走出来，带我穿过走廊进入他们的卧室，雷吉躺在床上。他的呼吸声很响。麦克斯和他一起躺在床上，哼哼着。

“他打过吗啡了吗？”我问。

“是的，几分钟前刚打过。每隔几个小时就会打一次。”

“你做得非常棒，”我安抚她，“我们做什么能让他感觉舒服一点？有些人喜欢祈祷，有些人喜欢点香或者蜡烛，有些人喜欢听音乐。”

“嗯，他觉得人死的时候一切就会陷入黑暗，所以不要祈祷。我们也没有蜡烛。”

“那音乐呢？”我问。

“乡村音乐。”莉萨答道，满含爱意地看着她的丈夫，“他喜欢乡村音乐。”她调着那台放在梳妆台上的老旧闹钟兼收音机，直到电台开始播放今天的乡村音乐。

“莉萨，”我说，“快到时间了。他没气的时候你想让我做心肺复苏吗？”

莉萨没理我，而是握着她丈夫的手，跟着收音机唱了起来。我看着她把雷吉的头发往后梳理整齐，然后告诉他自己有多爱他。我的心跳加速了，因为我听到他的呼吸变慢了，知道很快就会停止了，而我还不知道那一刻来临的时候莉萨想要我怎么做。如果她想要雷吉接受抢救，那我就得立即开始心肺复苏。

“如果有来生，你会给我发来信号吗，宝贝？”莉萨对雷吉说。我看着雷吉又很浅地呼吸了一次。有时你不确定人们的某次呼吸是不是他们的最后一次，但有时你就是知道它是。我知道那是雷吉的最后一次呼吸。

“莉萨？”我小心翼翼地叫她。

“不。什么都不要做。”她说，继续握着雷吉的手。我没有动。

那一刻，广播主持人宣布“刚刚收到一条特别请求，点给特别的某人”。紧接着，一位乡村歌手的声音响了起来。

“兰迪·特拉维斯，”莉萨说，“这是我们在婚礼上一起跳舞的歌。”

我脊背发凉。

“《永远》（*Forever After All*），雷吉为我们的第一支舞选的曲，”莉萨停了几秒钟，“如果一个人死了，还有什么永远呢？”她边问边用袖子蹭了蹭鼻子，然后站起来。“你把他们（殡仪馆的人）叫来吧，我去门口待会儿。”

我惊讶于她的反应。她一离开房间，我就开始进行常规流程，包括听心跳、擦拭身体、联系殡仪馆。麦克斯从头到尾一直把头贴在雷吉的大腿上。

很快就有人敲门了。我和殡仪馆的工作人员打招呼，是戴夫和他的搭档山姆，我们之前见过几次。莉萨听到他们来了也走进来，跟着我们去了卧室。她面无表情，完全看不出有什么情绪。

准备好轮床后，戴夫要把雷吉移到上面，但很快又退后一步，因为麦克斯猛扑到雷吉身上，然后开始凶狠地吼叫。我从来没听过麦克斯吼叫。它仿佛明白了一切。

“麦克斯！”莉萨喊着，抓起它的项圈把他带出房间。戴夫和他同事把雷吉移到轮床上，用白布盖好，把他推走了。我走回卧室检查床单。有时把患者移走后，床单上会有脏东西，看着会让人不舒服，所以我总会在离开前把床单放进洗衣机。麦克斯已经回到了床上，又喘又哼哼，好像在哭。床单看着很干净，所以我没有拿去清洗，而是过去拍了拍麦克斯的头让它冷静下来，但是不管用。几分钟后，我去和莉萨道别。她在后门抽烟。我走出去，并带上了门，不知道要做什么或者说什么。

“我一直不喜欢喝酒，”莉萨说，“但是每次有升职、婚礼或者其他活动，我们都觉得应该喝点酒。”

我坐下来表示我在听而且不着急。

“我们有太多需要庆祝的了，我猜。”

“这听起来是一件好事。”我犹犹豫豫地说。

“是的，但这带来了一个很实际的问题。现在这个实际的问题让我在 50 多岁就成了孤家寡人。我从来没自己一个人生活过。我做错了什么呢？”她问。我不知道该如何回答这个问题。

“嗯，我们有一个每周互助小组。”我试着安慰她。我看着远处田野上的树在微风中轻轻摆动。

莉萨无力地对我笑笑。“你很暖心，别把你的生活弄得像我们一样糟糕。”她说着弹了一下那支香烟。

“我真的很喜欢照顾雷吉，你也做得很好。我说真的。”

莉萨笑着说：“谢谢。我想是时候说再见了。”

“嗯，下次见吧。”我再次试图安慰她。我告诉她史蒂夫每周都会开悲伤抚慰会，他也会在接下来的一年里跟进她的情况。

“感谢你做的一切，哈德利。再见。”

我领会了她的言外之意，收拾好东西，挥手告别，走的时候又拍了拍麦克斯的头。

开了40分钟车到家后，我直接爬上床，累坏了。想到对莉萨来说，一切戛然而止，我感到深深的不安。我拿起手机给她发信息，这倒没有违反规定，但我们通常不会这样做。

“我担心你。明天我会给你打电话。”我打下这行字，点了发送。看到屏幕上弹出信息已发送的状态，我把手机放回去充电，接着就去睡觉了。

第二天早上醒来，我查看手机，没有任何回复，我走到客厅，布罗迪正在地上开心地玩着玩具卡车，克里斯在喝咖啡。

“嘿，我在想：你愿意让史蒂夫主持我们的婚礼吗？”克里斯问。我已经在网上搜索了主持人，但是没有心仪的人选。我喜欢这个主意，让和我们俩都有私人交情的某个人来主持我们的婚礼。

“我愿意！”我说，弯下腰亲了布罗迪的额头。“今天早上开周例会的时候我问问他的意见。”

我是第一个到达周例会的，这个会议需要所有部门一起参加，仔细讨论每一位患者的情况。我坐下后不久，史蒂夫从拐角处走来，兴致勃勃地冲我问好。

正好是我想见的人。“嗨！”我欢快地回应。“是这样的，克里斯和我商量，如果您能来主持我们的婚礼，那会是我们的荣幸。您愿意吗？”

“那也是我的荣幸！”他也回了个微笑。

陆续有其他同事走进会议室，于是我做了个谢谢的口型。我们按照患者姓名的首字母顺序开始讨论，这意味着我要先发言。在我滔滔不绝的时候，前台工作人员进来打断了会议——这是从来没有过的情况。

“特拉维斯。”她说着，伸出大拇指和小拇指分别比在耳朵和嘴巴旁边，示意有电话：“很急。”特拉维斯走出房间，而我继续发言。

特拉维斯回来的时候，把头凑近史蒂夫的肩膀，叫他出去一下。我觉得有点奇怪，但是试着把注意力集中在正发言的同事身上，他讲道，他有一位患者的病情急速恶化，家属需要帮助。

特拉维斯和史蒂夫走了，我们又继续讨论了两三位患者，直到史蒂夫回来说：“很抱歉要打断一下，哈德利，请你过来一下。”

我站起来，每个人的目光都投向我。我走出去，关上会议室厚重的门，不知道发生了什么。

“哈德利，”史蒂夫说，“是雷吉。”我脑海中立即闪过昨晚的情景，好奇到底出了什么问题，但什么也想不出来。雷吉是在平静中离去的，他妻子没有要求心肺复苏，我也看着殡仪馆的工作人员把他带走了。我甚至昨天晚上就填完表格提交了。

“你知道他的妻子吗，莉萨？”史蒂夫问我。

我想着，原来是因为我给她发了信息。也许我违反了规定。

“是的，我给她发了信息，想让她知道有人在意她。”我解释道。

特拉维斯和史蒂夫互相看了一眼，显然很困惑，史蒂夫转向我，解释道：“哈德利，莉萨昨晚自杀了。警察认为就发生在你刚一离开后。”

我回味着他的话，但内心还是觉得难以置信。我能感觉到他们两个都在看着我，但是我能做的只有摇头，不敢相信。大约1分钟后，我看着史蒂夫说：“我本该察觉到的，本来该做些什么的。这是我的错。”

“她说她要自杀了吗？”特拉维斯问。

“没有，但我是最后一个见到她的人。我本应料想到的，对吗？”我疯了似的，问道。

史蒂夫看了特拉维斯一眼，表示他能处理。他把手放到我肩上，然后告诉特拉维斯：“我们一会儿就回来。让其他护士去看哈德利今天的患者吧。”

特拉维斯一走，我就转向史蒂夫。“我要去她家看一下。她没死，肯定是搞错了。”我乞求道。

史蒂夫叹了口气。“我有个主意，”他说，“我们去另外一个地方。”

我感觉天都塌了，点点头，跟着他上了车。开了大概10分钟，我们拐进一条又旧又脏的小路，我认出来了我们要去哪里。史蒂夫停下车，然后关掉引擎。“走吧？”他问。

我不理解为什么要来这里，但是我同意了。天空万里无云，走路的时候尘土蹭到了我的白鞋上。我很小心不要踩到任何人的墓。史蒂夫领我到一棵茂密成荫的树下的水泥长椅上，我们坐下了。我很清楚我们在哪儿，我不想看那块墓碑。我觉得今天不适合来到卡尔和安娜的墓地。

过了一会儿，史蒂夫说：“有一天，我在这里看到卡尔的妻子来祷告。”

我看着他。我不知道他们还保持着联系。

“我看向周围的时候，”他继续说道，“觉得有些事你也应该看一看。你看那些墓碑。”

我环视了一下墓地，太多我曾经照顾过的患者的名字也在回望着我。“这些都是我曾经的朋友。”我说着，眼泪涌上来。

“太多太多了，哈德利，”他说，“你帮助那么多人平静地离去。这也是很沉重的包袱，我觉得是时候去和咨询师聊一聊了。倒不是因为你有什么问题，而恰恰因为你是一位好护士，我不想看到你崩溃。”

“我今天的感觉糟糕透顶。”我告诉他。

史蒂夫用一只胳膊搂住我，用力抱了抱我。“我知道，孩子，但是更好的日子就要来了。”

“但愿吧。”我说。

第 8 章

莉 莉

我不需要外界的帮助。我想抽离，想要摒除任何感知。我想做一个贴心的未婚妻，握着克里斯的手，陪他面对巴贝蒂的病情；想做一个合格的母亲，为布罗迪烹制最拿得出手的零食；想做一个世界上最好的朋友，能记得并且安排好每个人的生日派对；还想做一个称职的全职护士，像太阳马戏团杂技演员那样得心应手地照顾好所有患者。

第一次和史蒂夫推荐的咨询师见面时（就在雷吉和莉萨离开的几周后），我对自己的期望是这样的。但是咨询师并不买账，这让我感觉不太舒服。我原本计划就来一两次，重点解决促使我来这里的那件事，但是我很快就发现这位咨询师有自己的想法。

第一次咨询，她的开场白是："你和父母的关系怎么样？"

"我妈妈很好，但是她住在得克萨斯，所以现在我见她不多。我爸爸……"我停下来，望向窗外树上的一只蓝知更鸟，短暂地想起了卡尔先生。“很复杂，”我继续说，“他们在我 17 岁的时候离婚了，我和我爸爸和解之前有几年都没说过话。其实，我多希望我能拥有一个不一样的童年。”

“多不一样？”咨询师问。

该怎么总结我的童年呢？有好的部分，也有糟糕的部分，我想对大多数人来说都是这样。我耸耸肩。

“我父母应该早点离婚的。他们老是吵架。再说很多人都离婚，这很正常。”

“如果你给其吵架从 0 到 10 打分，10 分最差，你打几分？”

“10。”我立刻答道。

“这可不常见。”她说，眼睛一直没从我身上移开。我在座位上感觉很局促。“这样的话，你和你未婚夫的关系怎么样？”

“很好！当然我们也会吵架，但他是一个好男人。我终于不再感觉自己是个单身妈妈了。他妈妈病得很重，所以我们和他家人一起度过了很多时光。”

“那你感觉如何？”

这种脆弱无力感让我心生惧意。我想跑，但是我坐着没动，强装镇静。“很难，”我诚实地回答，“我爱我的未婚夫，我也爱他的家人。我很感激他们接纳了我和我儿子，但等待一个人死亡是很难的事。那感觉就像我们在随时待命，压力巨大。但是，相比于克里斯和他的家人正经历的，仅仅只是冒出这些念头都让我觉得自己很可怕。但我也很爱巴贝蒂。”我停了一下，继续说道：“我是一个临终关怀护士。我总是看着一家又一家人照顾接着又眼看着失去他们的挚爱。我知道那很难，也知道对牵涉其中的每个人来说都是压力和悲伤。可发生在自己身上的时候，依然很难让人面对。”

咨询师点点头：“你和你未婚夫会因为这事吵架吗？”

我茫然地看着她。

“我猜你从来没学过怎么吵架。”她边说边在本上写着什么。

“什么意思？”

“你不知道在爱情里如何得当地处理争执，对吗？”

我点点头回应。我没想到我们的对话会往这个方向发展。

“我们可以解决这个问题，没关系的。我知道你来心理咨询是因为临终关怀护士这份工作，但是我主张治疗一个完整的人，而不仅仅是某一部分。”

我长舒一口气。我知道她有计划了，这让我感觉好了一点。

第二次来到咨询师办公室的时候，我感觉更放松了。

“我们今天要谈一谈莉萨自杀的事。”她开门见山。

所有的信心瞬间消散。我很紧张地吸了口气，接着找水杯。不论我多努力地让自己转移注意力，我仍然为莉萨的死感到巨大的愧疚，感觉就像一头大象一直坐在我的胸口上。尽管没有任何人对我提起一个字，但是我感觉办公室里的每个人肯定都认为我是一个可怕的护士，因为我没有阻止这场悲剧。

“上周你说觉得自己要为此负责。”咨询师说。

我点点头：“若我当时多待一会，就能拦住她。我本该留下的。”

咨询师向后靠到椅子上，扬起眉毛，回应道：“你觉得你有那么大的能耐吗？”

我诧异地看着她。

“你没想过不管你在那里待多久，她都会那样做吗？”

我努力消化她的话。也许她说得对，但我觉得本应该多做一点。

“当时你忽略了哪些可能提醒你应该留下的迹象？”她问。

“我不知道，但是肯定有。”

“看吧，事后诸葛。”咨询师靠向我这边，直视我的眼睛说，“如果给你一个暗示，我现在要做些伤害自己的事，你会离开吗？”

“当然不会！”我立刻答道。

“那就说明你完全不知道她会有接下来的举动。如果你知道，你肯定会留下来。你没做错任何事，而且我觉得她不希望你那样想。”

听了这些话，我感觉内心放下了一些东西。我一直背着的沉重大象开始卸下了。也许不是整头大象，但至少是一只脚或者两只脚抬开了。

“现在我们来聊聊其他的。”她说，我们就继续了。

第二天早上，我走进办公室，感觉放松了一点。“嘿！”我和威尔打招呼，他就是那位临终志愿者，在伊丽莎白床边陪她度过圣诞节的那位先生。有时他会来办公室，一般是为了计算机培训或是其他行政事务。

“嗨，你好呀，”他说，“我听说了雷吉和他妻子的事，真是太令人惋惜了。”边说边用他善意的目光看着我。

“我也是。我原来以为照顾和我同龄或者更年轻的患者是工作中最难的部分，但这件事也太令人难过了。”

威尔点点头，我们静静地站了几秒钟，好像在感受那份痛苦。过了一会儿他说：“我猜以后晚上我会更常见到你，是吧？”

我不明所以地看着他。威尔意识到我还没听说，他抬了抬眉毛，告诉我：“一位值班护士休探亲假了，去照顾她刚出生的孙辈，另外一位刚辞职了。”

我哀号了一声。我已经周一到周五、早八晚五地工作，去学校接布罗迪、做晚餐、哄他睡觉、自己睡前再做几个小时表格（通常是在沙发上），早已疲惫不堪。上次开会告诉我们很快会再招一位护士，但直到现在都只有我们三位全职护士在忙前忙后，尽全力照顾 50 位患者。现在我们三个人还要轮流值夜班，因为两位夜班护士离职了。

我希望特拉维斯有办法解决问题。但很显然，他没有。

“是这样，我们很快就没有值班护士了。”特拉维斯在周例会上这样说道。我们彼此面面相觑。我在椅子上不安地动来动去。“我们已经发布了招聘信息，但没人投简历。”他继续说道。

“所以，我们不会再接收新患者了，对吧？”詹娜没等特拉维斯说完就问道。

“不不不，”特拉维斯回答，“公司还是想要我们继续接收新患者，然后轮流值班。”

“我直说吧。你想让我们每天连轴转，午餐也不吃，每天晚上回家还要做几个小时表格，这还没完，每三天还要再熬一个通宵？我不乐意。我还要去看患者，这个会议明明一封邮件就能解决。”詹娜说着把自己从桌子边推开，收拾东西，然后走了。我和阿曼达面面相觑，震惊不已。我暗自希望自己像詹娜一样自信，但是我永远不会那样质疑权威——至少不会那么大声。

“我们现在先一晚一晚地来吧，”特拉维斯说，“哈德利，今晚你值班。”

我点点头。根本没得选，我知道我们的患者需要有人照顾。下午 5 点前我走出办公室，给克里斯打了电话解释情况，感谢他愿意帮忙照顾布罗迪。

“那他们最好把工资给到位。”他说。

“每小时 2 美元。”我们在等电话响的这段时间只值每小时 2 美元，真的有电话打来要出诊的时候，再按时薪付给我们。虽然等待电话响起并不费心，但生活变得像是时刻待命，时刻等着铃声响起。一旦电话响起，接到通知，就得立刻准备飞奔出门。

“这合法吗？”克里斯大吃一惊。

“你知道我不会冒着丢工作的风险伸张正义。”

“你值班的时候从来不睡觉，经常这样很伤身体的。”

“我知道。那让我很焦虑，”我承认，“我总是担心我听不见电话响，然后被炒鱿鱼。”虽然我看不见克里斯，他也没再说话，但好像他的担心从电话那头传过来了一样。“我没问题！”我快速说道，试图保持乐观，“况且我也没得选。”

到家以后，我无数次查看手机确保没错过电话，焦虑不断蔓延。我做晚餐、帮布罗迪洗澡的时候手机也很安静。我在沙发上做表格，克里斯在我旁边看新闻的时候，手机还是没响。

“你想过你计划邀请几位伴娘吗？”克里斯问。

“嗯，至少有5位经常联系的朋友，我想让萨默做我的伴娘。你觉得呢？”

“我准备请6个伴郎。汉娜呢？你提起她的时候总是很动情。”

的确，汉娜是我认识最久、关系最亲近的朋友。我们一起经历了太多事情。但是她几年前搬到其他州去了，在生活的一地鸡毛中，我们没能经常联系。现在，我感觉自己已经不在她的生活圈里了。“自从她搬走后，我就没怎么跟她说话了。”我回答。

“是啊，但是你们一起经历了那么多事。你应该考虑一下。”

我耸耸肩。“我们不再无话不谈了。”

我又看了下手机，什么都没有。我继续做表格，脑子里还在想着汉娜，想叫她来做我的伴娘。我们从14岁起就是朋友了，泰勒·豪根的离去让我们在高中的关系更紧密了。但克里斯指的是我怀布罗迪时她陪我度过的那些时光，我每次提起总是很感动。很多朋友疏远我的时候，汉娜对我不离不弃；她每天都打电话关心我的情况；特意抽出时间来帮我买宝宝的衣服，无论我再怎么坚持自己不需要；帮我妈妈准备我的迎婴派对，而且我隐约感觉到她在努力确保大家都出席来支持我。后来汉娜和她相恋多年的男朋友搬去了北卡罗来纳州，从那时起我们就不怎么聊天了。我很忙，从社交媒体上能看出来，她也很忙。我翻看她的Instagram动态时，看到她在当地结交的新朋友，我难以抑制自己的嫉妒。看起来她的生活早已继续向前了。

“我要去洗个澡。如果电话响了你能帮我接一下吗？”我问克里斯，把手机递给他。

“我要怎么说？”他问。

“就打个招呼，然后告诉对方我在洗澡。应该是接线中心的同事，另一位护士。”

我在温水下给头发打上泡沫，幻想着我们的婚礼。几分钟后，我终于感觉身体放松了，但是克里斯突然打开浴室门打断了我，大声对我说电话响了。

我迅速把水关上，抓起毛巾擦干手，从他手里接过手机。

“喂？我需要帮助。”电话那头说，听起来是一位年轻的女孩。尽管呼叫中心的同事应该也在线，但有时他们把患者转接给我们后就直接挂断了，不会一直等着。

“嗨。是的，我是注册护士。有什么能帮你的吗？”

“我们还有20分钟就到。我需要你在那里等我。”她话还没说完就挂了。我盯着手机，不知道到底是怎么回事。我穿上护士服，回拨过去，但是一直无人接听。我不知道是谁需要帮助，也不知道我应该去哪里。我又打给值班电话，幸好，他们通过追踪电话号码能告诉我是哪位患者打来的：莉莉·韦伯斯特。我在平板电脑上翻看一长串患者名单，找到她的名字，看护士的最新纪录——但她的表格是空的。我查看工作邮箱，搜索她的名字。

“亲爱的同事，我们有一位患者从佐治亚州出发旅行。她只有几天了。这是一次说走就走的旅行，不过她在佐治亚州的临终关怀公司说她的情况很稳定，应该不需要护理。明天我会把文件上传到她的表格里。”这是前台工作人员发来的邮件。看来，莉莉是一位旅行患者。

因为德斯廷是旅游胜地，所以我们经常会接收旅行患者。这些患者在自己常住地有临终关怀公司，它们会通知我们待命，以防意外发生。这些患者通常都不会给我们打电话寻求帮助，因为极度虚弱的人一般没办法旅行。还有如果患者在途中死亡，有些州的法律会使跨州旅行很麻烦，这也会打消一些临终关怀患者旅行的念头——但不幸的是，很多人意识到这些法律时已经晚了。

当这些旅行患者真的打来电话的时候，事情会很难办，因为我们通常没有太多关于他们的信息，而且只有在危急关头，他们才会打给我们。莉莉很显然就遇到了紧急情况，我要毫无准备地去护理了。我坐到车上，在导航里输入地址。开到沙滩上的一栋公寓外，我把车停在社区游泳池的旁边，拿出平板电脑查看我该去哪个房间。“3B，3B，别忘了。”我边念叨边走进大楼。通往房间的过道在室外，凛冽的风从北边吹来。

“请进！”我敲门的时候听到有人喊道。我走进门，突然闻到一股清洁剂的味道。进门后是一个大的U型厨房，那里有两个黑色箱子靠着门，箱子还没打开。我能从落地窗上看到自己的影像，白天透过窗一定能看到大海的壮观景色，但现在，玻璃上只反射出了一片混乱。一个20岁出头的女孩在来回走动，看起来很抓狂。另外一位年轻的女孩，我想应该是莉莉，坐在沙发上，头向后靠在垫子上，胳膊垂在身体两侧。她戴着一顶粉棕色的编织帽，我猜是为了遮住光秃秃的头。她很虚弱，整个人一动也不动。

"嗨，我是护士。"我说着走向莉莉。

"她本来好好的，"她的朋友用恳求的语气对我说，"她让我最后再带她去一次沙滩。我们上了车、唱歌、吃零食。她睡了一觉，到达前半个小时我再看她，就成这样了。"

我点点头回应。旅行总会消耗临终关怀患者，而程度可能远超他们和同伴的预期。

"我被吓到了，但是我告诉莉莉我们就快到了，让她醒醒。她没动。我就更大声地呼唤她，但还是没反应。然后我又开始喊，依旧没反应。我们到了这儿后，我停好车，赶紧跑到她那边。我打开车门，她直接从车里倒下来了，就像倒下一袋土豆。我只能把她抱进来，就像抱着个婴儿。"那个女孩的眼睛都哭红了，睫毛膏也蹭到了脸上。

"你叫什么名字？"我轻轻地问。

"艾莉森。"她的声音有些哽咽。

"好的，艾莉森。我会快速评估一下莉莉的情况。然后我们想想办法，这样可以吗？"艾莉森点点头，但是在我检查莉莉的生命体征时，她还是不停地走动着。

我首先注意到莉莉的呼吸很困难。"她有带什么药吗？"我问。艾莉森离开房间去拿，一分钟不到就回来了。我在箱子里翻找起来，最后找到了一瓶贴着"ROXANOL"标签的药，那是吗啡的一个品名。里面是满的。"她用过吗？"我问，料想到答案会是没有。

"没有。"艾莉森确认了。

瓶身上建议她用最小剂量 0.25 毫升。"她有对什么过敏吗？"

"我不知道。我们本来是要去沙滩的！"艾莉森焦急地回答。

"好的，没事的。"我冷静地说。我按压滴管的两侧，抽出0.25毫升。我把滴管头放进莉莉的嘴里，然后再次挤压两侧，让药流进去。药应该能从她的腮部吸收，这样她就不用吞咽了，万幸。

"这会要了她的命吗？"

"不会，这是帮助她呼吸的——但是她的时间不多了。"

艾莉森立刻停了下来，直直地盯着面前的莉莉。就那样沉默着看了一会儿之后，她突然跑进厨房，开始在抽屉里翻找。我不知所措，半蹲在旁边观察莉莉，确保她对药物没有不良反应。没过一分钟，艾莉森从前门冲了出去。

或许艾莉森需要给自己一点点时间吧。这话听上去肯定很残酷，我想。我转向莉莉，看着她的胸腔起落。她的呼吸仍然很困难，而且很不规律，嘴唇几乎像她的皮肤一样苍白。我意识到我和她年龄相仿。我想知道她怎么会变成现在这样。她在多久之前发现自己即将死去？我想知道最终让她决定走向临终关怀之前发生的一切。

该测莉莉的心率了。我没用听诊器，而是决定在她的手腕上数脉搏。我抓起她的手，把它翻了过来。发现了一个分号图案的文身，这也让我措手不及；这种文身通常都是自杀失败的象征。我想知道莉莉是在确诊之前还是之后文的，如果她从一次自杀中幸存下来，最终却走到这一步，那该多可悲啊。

我等待表上的秒针指到12就可以开始计数了。刚过了10秒，我就知道她的心跳已经不像正常状态那样强壮、稳定、快速了。我继续数，但是前门再次打开，打断了我。我看过去，艾莉森手里拿着一盆沙子朝我们冲过来。我没太反应过来，也有点害怕，我放下莉莉的手，让开了路。

艾莉森俯身向前，把那盆沙子放在莉莉身旁的地上。然后她走过我，把所有的滑动玻璃门都打开了，我才知道玻璃门后是一个很大的阳台。咸湿的空气立即吹进公寓，房间各处弥漫的寂静被打破了，取而代之的是海风的呼啸和浪花的撞击声。艾莉森跪在莉莉身前，似乎在祈祷。热泪从她的脸颊流过，她慢慢脱掉莉莉的亮绿色运动鞋，把那盆沙子拿过来，然后把莉莉光着的脚放了进去。艾莉森深情地抓起莉莉的手，抚摸着她的手指，不停地重复："你做到了，莉莉。你到了沙滩。我爱你。你做到了。"我看到一滴泪划过莉莉的脸颊，掉到她的短袖上。艾莉森哭得更凶了。

之后，就好像宇宙将一切都看在了眼里，风和莉莉的呼吸一起停止了。一切又陷入安静，直到艾莉森的哭声充斥整个房间。

我走出公寓，想起我的朋友们。谁会为我这样做呢？我又会为谁做到那般呢？答案再清晰不过了，我突然就明白时间和空间永远都无法改变那个答案。我拿出手机，脑子里想着那个人。"嗨！我有个问题想问你，"我打着字，"当我说出'我愿意'的时候，我希望站在我身边的是一直支持我的人。即使不是每天联系，但我知道你会为我腾出时间。那么，你能来做我的伴娘吗？"

我还没回到车上，汉娜的回复就出现在了手机上："当然！我永远爱你！！"

我笑着把手机放回包里，心里异常平静。

第 9 章

巴贝蒂

2 月的一天晚上，既然伴娘的人选已经确定，我和克里斯开始商量婚礼日期。我们住在佛罗里达，所以首先排除闷热炙烤的夏天。

“大概率也要排除秋天的每个周六。我不想我们入场的时候大家在看橄榄球赛。”克里斯半开玩笑说。

“我从没想过要在冬天结婚。”

“那就只剩下明年春天了。”克里斯看着日历说道。

“春季婚礼听上去就很棒！”我能想象淡雅的主题色、舒适宜人的天气、清爽的饮料，还有夏日游客疯狂涌入德斯廷之前最后的宁静。“那就明年春天！然后敲定细节。”我边说边找出下载好的婚礼计划模板。我们两个趴在电脑前，开始商量起来。

“场地——沙滩怎么样？”克里斯提议。

“好呀，可以在沙滩附近，不要在沙滩上，不然长裙会沾上沙子。”

“同意。”他点点头，我们继续往下看。

"现场乐队还是 DJ？"克里斯念了出来。

"我都可以。"我说。

"我也是。"我们继续往下看。突然克里斯停了下来。我扫了一眼，他注意到了一条准备事项：为母子舞蹈选一首歌。我感觉胃里一阵翻搅。距离明年春天还有一年多呢。我俩沉默地坐着，都在想同一件事：明年春天巴贝蒂可能就不在了。

克里斯默默地合上电脑走开了。我听到了屋外除草机的声音，其实还不到需要除草的日子，但或许除草能帮他理清头绪，我又打开电脑，搜索婚礼上最受欢迎的母子舞蹈曲目。一个视频网站上的播放清单跳了出来。我点开上面的第一首歌，闭上眼睛倾听着。如果我们的婚礼没有巴贝蒂会是什么样子？只有父亲能陪克里斯走上婚礼红毯，前排会有一个座位空着，没有母子舞蹈，全家福也会有一个位置空着，那是属于巴贝蒂的。

我之前一直憧憬着用一年甚至更长的时间来好好策划一场婚礼——我所有的朋友都是这样，至少一年。但是真的有必要吗？我和克里斯为什么不能在接下来的几个月里筹备一场婚礼呢？我想象着如果我不用一年时间来准备，我们的婚礼会是什么样子：我可能没办法订到最心仪的婚礼场地，有些人可能无法出席，我也许不能选到最中意的婚纱。但是相比于巴贝蒂不能出席我们的婚礼给所有人带来的悲伤，这些事都太微不足道了。答案已然明了。

我走到外面，发现克里斯眼神放空，显然是在深思。

"今年 5 月怎么样？"我问他。

"3 个月后？"

“是啊，为什么不选 5 月呢？”我看着他，眼睛避开阳光。我感觉我脸上漾开了一个大大的微笑。

克里斯也对着我笑了，紧紧抱住了我。“谢谢你。”他说。

我觉得那一刻无比幸福。毫无疑问，我做了正确的选择。

全宇宙似乎也支持我的决定，婚礼的所有细节都逐步安排妥当了。我找到了一个很美的能俯瞰沙滩的天台。那里从没举行过婚礼，但一直都很想开拓这项业务，所以他们同意给我们一个很棒的折扣，条件是要把我们的婚礼照片放在他们的网站上。我和妈妈一起去选了婚纱，本来以为要草草挑选并付一大笔钱，但是我当天就把看中的那件婚纱带回家了。尽管有几位朋友不能出席，但大部分人都能来——包括所有的伴娘和伴郎。选司仪的时候，我也不挑剔，有档期就行，他们的能力都非常出色。

巴贝蒂并未插手我们的婚礼计划，只在我们问时才会给出建议。我给了她一个任务，选一件她喜欢的颜色的裙子，还有母子舞蹈的歌曲。她去买裙子的时候给我发了备选的照片，问我喜欢哪个。即使是最小号的裙子在她身上也是空空荡荡。我告诉她，她选得都好看。

接下来的几个月，巴贝蒂不怎么愿意出门了。她总是因为化疗恶心，而且体重掉得更厉害了。我和克里斯跟巴贝蒂和汤姆一起去外面吃晚餐时，她都不怎么吃东西。每次一这样，我都能看见克里斯眼神里的痛苦。

“你得吃东西，妈妈。”有一天晚上克里斯求她。

巴贝蒂马上转移话题。“我选了一首歌。我们一起跳绿日乐队的《摆脱束缚》(*Good Riddance*)吧。”

我什么都没说，但是我在想巴贝蒂是不是糊涂了。因为我绝对没在任何热门母子舞蹈歌单里看到过这首歌，我也从没听她提起过绿日乐队。

那天晚餐后我们回到车上，我在音乐软件声破天(Spotify)里搜索到这首歌，按下播放键。我和克里斯坐在车里，听绿日乐队唱着“人生不可知”，唱着“凡事皆有因”，我们都落泪了。“我多希望你能尽情享受生命”。

几个月后，我在自己的婚礼上看着克里斯和巴贝蒂一起跳了这支舞。他们表现得非常完美。我的眼泪不自觉地流下，在心里默默感激化妆师很有先见之明地用了防水睫毛膏。音乐停止，我感觉有一只手放到了我的背上，转身就看到了史蒂夫。我哭着拥抱了他，等克里斯走出舞池，史蒂夫也拥抱了他。

“我为你们感到骄傲。”他说完又拥抱了巴贝蒂。那是毕生难忘的一晚。

当亲人患上重病，很多人要么因此改变自己的人生计划，要么随时待命。死亡就像新生：你知道它即将到来，但是时间无法预测(对死亡来说更是如此)，这是一场充满焦虑的等待。虽然我和克里斯想去希腊度蜜月，但我们最终还是不想走得太远，以防万一。

那个夏天，巴贝蒂没像往年一样在沙滩上待着。她睡得越来越多了，吃得也越来越少。我们很少外出，就在克里斯父母家一起吃晚餐。夏天过去，秋天到来，巴贝蒂越来越糊涂，CT 扫描结果也不乐观。我在想是不是到了临终关怀的时候，但是我不想做提出建议的那个人。

克里斯的哥哥尼克请假从路易斯安那州过来帮忙了几个月。之后他必须回去上班了，于是我、汤姆和克里斯负责轮流请假带巴贝蒂去看医生，或者在家里陪她、帮她去洗手间、确保她不会跌倒、偶尔还要扶她下床。到了她几乎没法完整说出一句话，并且每天大部分时间都在睡觉时，肿瘤医生建议我们选择临终关怀。

我知道克里斯的家人会来问我的建议，我已经花了很长时间权衡不同的选项。有时候我觉得不要选我工作的公司，因为公私分开会比较好。而有时，我想让巴贝蒂接受我们公司的护理，这样我就有更多把控。最后，除了库马尔医生、我的护士同事和史蒂夫，我不相信任何人能照顾好巴贝蒂。我打电话通知特拉维斯是时候了，他叫阿曼达来评估收治巴贝蒂。

那种谈话我已经做过无数次了，可这次作为被谈话的一方，这种感觉很奇怪。阿曼达工作的顺序和我不一样，这意味着我不知道下一步是什么。当我看到那张亮黄色的放弃抢救（DNR）文件，我的心沉了下去，也知道接下来要面对什么。“所以，如果她的心跳自然停止，签了这张表格就代表着我们不会采取任何干预措施。”阿曼达向汤姆解释道。她说这些话的语气和之前解释保险文件的语气一模一样。我也是这样的吗？我对待“放弃抢救”

这么严肃的事情和其他要签字的文件是一样的态度吗？我希望不是，并且发誓从现在开始我永远也不会那样做。汤姆签了字，我很庆幸不需要我费什么口舌。

巴贝蒂一收入临终关怀，我的一位同事就每天都来护理，但是除了她们来的30分钟，平时很安静。在白天不能陪伴她的日子里，我、克里斯和布罗迪每天都会在下班或放学后去看一眼。布罗迪还太小，搞不懂到底发生了什么。我总觉得我应该抓住时间，比如我应该做点什么而不是光坐在那里陪她，但是我不知道要做什么。大多数时候，我们只告诉巴贝蒂我们有多爱她。

我们认为死亡和死去的过程太沉重、太严肃——当然，从很多角度而言的确如此。但在这个过程中，还有很多轻松、幽默的瞬间，尽管有时是黑色幽默。有一天，克里斯问我霍利会不会在另一边等着他妈妈到来。

还记得有一次克里斯从儿童足球比赛场出来，看到手机满屏的未接电话，神色十分紧张。“我弟弟和爸爸打了10多个未接电话。”他告诉我。我俩心照不宣，应该是巴贝蒂出事了。

我们小跑着回到车上，克里斯给他弟弟埃里克回电话，才得知是因为家里16岁高龄的西部㹴犬霍利在突然间生病了。我们冲到克里斯父母家，那里全乱套了。汤姆坐在餐桌旁，埃里克则坐在巴贝蒂旁边的地板上，而巴贝蒂正抱着裹着毯子的霍利。看着眼前的场景，克里斯当机立断地说：“我们得带它去看宠物医生。”

“如果去看宠物医生，它会死的，”巴贝蒂哭着说，“这怎么能行呢？”

所有人面面相觑，不确定该如何是好。不管怎么说，劝一个时日不多的人，说对另外一个生命最好的选择就是让它去死，无论如何都感觉不太对。克里斯俯身，尽最大可能小心翼翼地向妈妈解释，带霍利去看宠物医生才能救它一命。最后，巴贝蒂同意了。

宠物医生尽了最大努力，但是几个小时后，事实摆在眼前，是时候让霍利走了。那天凌晨 2 点，我们在一间无菌宠物病房围着霍利，和它道别。

几周后我们取回了霍利的骨灰，巴贝蒂坚持让全家安排一个时间把骨灰扬了。但是四个孩子都住在不同的州，实施起来没有说着那么容易。直到圣诞假期，机会终于来了，我们聚在一起吃了丰盛的午餐。我和克里斯几个小时之后就得去我爸爸家，我还想在那之前小睡会儿。就在我想着怎么才能礼貌地离席时，巴贝蒂拍了下手说："走！我们去沙滩。"

"现在？我们能不能晚点去？"克里斯的姐姐问道。

"就现在。走吧！"巴贝蒂挥舞着胳膊，示意她说的就是此时此刻。

我们都听话地站起来，扎堆儿走到车上，驱车赶往沙滩。我们走在木头栈道上，裹紧外套，想要挡住强劲的海风。显然，除了巴贝蒂，没人想来这里。

来到沙滩上，我们都站得离海有一段距离。巴贝蒂拿出一个很大的封口袋，里面装着霍利的骨灰，她朝大海走去。虽然现在想想，接下来要发生什么显而易见，但当时没有一个人料到。

巴贝蒂打开袋子，抓起一把骨灰，撒向大海。只不过因为大风，骨灰并没有真的落到海里。而是在空气里掉了个头，飞回了沙滩，散落在了我们每个人周围。

“停下来！快停下来！”我们所有人朝巴贝蒂喊道，她显然知道发生了什么。于是她暂时停了下来，时间只够转身冲我们喊道：“这就是我们要做的事！我不想听到任何反对意见。”说着，她继续往风里撒了更大的一把骨灰。撒完所有的骨灰后，她朝我们走回来，我们都在四处躲闪飞舞的骨灰。我们试着整理好自己的仪态。巴贝蒂把手放在心口上，郑重地说：“霍利会一直在我们心里。”

“是的，还有我们的肺里。”克里斯挖苦道，每个人都忍不住大笑起来。

我完全没料到风也会对巴贝蒂的去世产生影响。连续几周，她的临终关怀进展都很顺利。她从来没有任何疼痛或不适，大多数时间都在睡觉。紧接着就出现了一个完全脱离我们掌控的因素。“飓风迈克尔预计成为强飓风”，这则头版新闻来得极不凑巧。天气预报员指出风暴在沿海地区可能着陆的区域。我们家看起来就在正中心。我沮丧地抱怨着。飓风是最糟的。

“还不知道具体情况，我们先别慌。”克里斯说着就换台了。

不到24小时之后，我们家和他父母家都接到了强制撤离指令。我去库马尔医生的办公室，问他我们有哪些选择。“带着巴贝蒂撤离确实很艰难，”我说，“我觉得留在这里会容易一些，但是她的情况在变差。”

“哈德利，我要坦白讲，飓风袭来的时候，任何人都不能上路，包括邮政。你可以打电话求助，但是没人会来。我不想你到时候无法得到所需的任何帮助。”他平静地对我说。

“所以，我们必须撤离？”我问。

库马尔医生忧郁地点点头。

我们任何人都不想折腾巴贝蒂，但是没有其他选择，所以只能照做。在飓风登陆期间，医疗机构通常有一个 A 团队，在风暴期间会全程留守。一旦道路通行，B 团队会接替 A 团队，收拾接下来几天的烂摊子。我和克里斯向领导解释了目前的处境，请求把我们安排在 B 团队，这样我们就能和巴贝蒂一起撤离。

得到 B 团队的批准后，我和克里斯尽最大努力保护我们的家，拉上防飓风的卷帘门，把所有可能会被吹飞的东西都拿进了房间。我们快速把需要的东西打包上车，撤离到我妈妈和继父在密西西比州比洛克西租的房子里，有几个小时的车程。带着巴贝蒂去密西西比让我有点紧张，因为如果人在外州去世，把人运回家会非常麻烦且费用不菲，但是我们没得选。

巴贝蒂在路上的情况还算不错，能打起精神坐在汤姆的副驾驶上。布罗迪和我在另一辆车上，克里斯在第三辆车上，这样等通路以后，B 团队上岗时，我们都能及时赶回来。

接下来的两天里，我们能做的只有看新闻，照顾巴贝蒂。我们试着让她吃些东西，但哪怕只是喝一小口水，都会让她咳嗽不止。她不睡觉的时候，就沉默不语地盯着电视。我好奇她知不知道到底发生了什么。看着风暴总会有一种无助感，心里惦记着有没有家能回，还担心同事和患者都还好吗。在这次风暴期间，我感觉格外无助。

“风暴眼在墨西哥海滩登陆，五级飓风。”新闻播报员在电视里说着。我们都在等最新情况。飓风的影响范围比预计的更向东，这就意味着我们的房子应该保住了。一小时内，我和克里斯就接连收到了经理的通知。

“他们想让我在明早 8 点前回去。”克里斯说着，挂了和老板的电话。

“风暴还没彻底过境，先别开车上路！”我不满。

“我 5 点就得出发，没办法。”

“上午 10 点你有一个收治任务。”很快特拉维斯也给我发了短信。

“搞半天我也得走。”我给克里斯看了短信。

按照计划，克里斯第二天一大早就换上医师服出发了，准备直接去上班。2 个小时后，我也出发了。幸好，布罗迪的托儿班开门了，我在去收治患者的路上顺便把他送过去了。汤姆和巴贝蒂先不动。

考虑到风暴袭击的地方，我本来以为我们的小镇只会遭到一点点破坏，但是我错了。树枝被刮落，四散一地，除了急诊和个别的托儿班，整个小镇还处于停摆状态。

我把布罗迪安全地送到托儿班，在去患者家的路上给汤姆打了个电话。巴贝蒂的情况和之前一样：一直睡觉，也不怎么吃东西。我们决定让他带着巴贝蒂回家，这样她就能待在一个熟悉的环境里。我保证完成收治后第一时间就赶过去。

我的患者和患者的妻子都非常好，直到给他开药之前，一切都进行得很顺利。我打电话给他们指定的药店，电话一直响啊响，最后跳出来一段语音留言："因为飓风迈克尔的原因，药店目前暂停营业，希望能尽快复工。"我找到另一家药店的电话，又试了一次。一样的信息，不同的措辞。我花了半个小时把附近所有药店的电话都打了个遍，最后打给了特拉维斯。

"特拉维斯，你知道哪些药店在营业吗？"我问。

"不光你遇到了这个问题。如果你打电话是为了账单的事，可以明天再处理。但如果是患者需要药，那他们得去医院。"他说。

"幸好，我的患者情况目前还算正常。还有什么需要我知道的吗？"

"如果哪位患者需要去医院，普通的医院不行，他们必须去沃尔顿堡滩。"

"什么？那也太远了！有些患者开车就要一个多小时呢！"

"你看今天的新闻了吗？"他问。我今天出门太早了，所以还没来得及看。"海湾医疗中心不太妙。我都不知道该怎么形容它的受损程度。他们那里的大部分患者都转移到我们医院了。重症监护患者都在走廊。无论现在发生什么，最好都别把我们的患者送到那里去。"

“好吧，但是我婆婆情况不太好。等我这边忙完后，我必须马上去帮我公公照顾她。”

“上次我听说她的情况还不严重呢，”特拉维斯说，“你的患者和她一样需要你。”

“我今天早上还没去看她，就直接来收治患者了。拜托了，”我恳求道，感觉眼泪都快掉下来了，“我会打电话跟进所有患者的情况，这样可以吗？”

“好吧。这样也行，但是我需要所有人的记录。”

走完了收治流程，我告诉这位新患者如果有任何需要就打电话。一切结束后，我跑上车。在汤姆和巴贝蒂到家之前，我有半个小时给我17位患者打电话。电话打到一半的时候，汤姆的电话进来了。

“我们快到家了，”他的声音听上去很冷静，“但是巴贝蒂的呼吸好像有点不对劲。”

“哦，这很正常，”我安慰他，“我还有几分钟就忙完了，然后我来找你们，这样还能帮帮忙。”我想我们可以用早就备好的药物或者调整她的姿势来缓解巴贝蒂的呼吸困难。打完电话，我掉头开过长长的车道，朝我公公婆婆家驶去。我开车时一直在观察飓风造成的破坏，不时紧急转向以避开路上的碎片。

我把车停在他们的公寓楼下，期间正好看到汤姆的车。

“时间刚好！”我说。但当我看到巴贝蒂的时候，整个人吓了一跳。她正大口喘着气，几乎丧失了意识。似乎三个小时的车程让她的病情加速恶化。

“去药包找来写着‘ROXANOL’的那个瓶子。”我告诉汤姆。

汤姆去箱子里找药。“我没看到药包。”他惊慌地说。

这话给了我当头一棒。我一阵头晕，因为我意识到早上走的时候忘记把药放回包里了。“我——真抱歉，”我话都说不利索了，“我把药放到冰箱里了。”我说着，眼泪一下子流了出来。巴贝蒂的药都放在冰箱里，因为一直是我负责给药，所以忽略了要告诉其他人这件事。一般情况下，我可以给药店打电话，重新开个处方，但现在药店都关门了。

“好吧，现在只能这样，”我告诉汤姆，“我们得带她去医院开点药。一拿到药，我们就能回家了。”看到巴贝蒂的样子，我很清楚地知道她正极速衰竭，这意味着不出意外我们还有 72 小时。尽管这种情况下带她去医院肯定不是什么好玩的事情，但我们有足够的时间拿到药，带她回家，让她感觉好受点，确保所有的子女都能及时赶回来道别。

我跳上后座，汤姆负责开车，巴贝蒂在前排瘫坐着，已经没办法像三天前一样自己坐直了。去医院的路很长，听着巴贝蒂一次又一次艰难的呼吸，我感觉路程更漫长了。我本来应该让她在家里舒舒服服地过的，但是我没能做到。我很纠结要不要在克里斯工作的时候给他打电话。我不想他贸然请假，我有信心巴贝蒂还有几天可活。但是，有个声音告诉我应该让他知道。我的手颤抖着拿出手机。

“嘿，宝贝，”克里斯接起电话时我开口道，尽可能让自己的声音保持冷静，“嗯，我们不得不带你妈妈去医院。嗯，我觉得你不用来，但是我想告诉你。我们得去沃尔顿堡滩。我知道离你很远，而且我真的觉得你不用过来。”

“忘了说，因为飓风，今天安排我来沃尔顿堡滩诊所了。我离医院就一条街，而且大多数患者今天都没来，”他说，“你们到了就给我打电话吧。”

我们到了医院，我让汤姆把车停在急诊入口处，这样我就能把巴贝蒂放到轮椅上。克里斯一看到我们就跑过来帮忙。我们推巴贝蒂进医院，克里斯扶着他妈妈坐直，我飞速向前台工作人员解释了情况。她跑着叫来一位护士，那位护士给我们指了指走廊里的床位。一位医生立刻过来开药，缓解巴贝蒂微弱的呼吸。一切都发生得很快，突然之间，我意识到巴贝蒂肯定坚持不到回家了。我不敢相信——我能帮我所有的患者舒适、平静地离开，但最后我却没能帮到自己爱人的母亲。

护士给巴贝蒂打了辅助呼吸的药物，汤姆给其他子女打电话，让他们能通过扬声器和妈妈道别。我无助地看着汤姆把手机拿到巴贝蒂耳边，先是克里斯的姐姐，然后是哥哥尼克，他们告诉巴贝蒂自己有多爱她。医生、护士、患者和陌生人走来走去，路过的时候都看着巴贝蒂。我感觉我要崩溃了，这一切都大错特错！

我花了那么多年学习到底什么才是体面的死亡，我也早为巴贝蒂计划好了一切。那一刻应该有点燃的蜡烛、舒缓的音乐，我们会打开阳台上的门，让巴贝蒂特别喜欢的咸咸的海风吹进来。那本应该是我经历过的最平静的死亡。眼前一片混乱，我感觉很不真实，一切竟然就这样发生了。

我们到达医院大约 30 分钟后，阿曼达和史蒂夫也来了。我松了一口气，看着阿曼达目睹眼前的场景，巴贝蒂躺在走廊的担架上，呼吸困难，很多人从旁边经过。阿曼达突然快速地深吸一口气，转身去找主管护士。

“你们怎么回事？就眼睁睁地看着她在走廊里死去？你们的良心呢？”我听到阿曼达低声喊道。那一刻我无比感激她。她的质问奏效了。几分钟后，护士把我们带到了 6 号病房，在那里我们放松了点。克里斯把巴贝蒂的头发往后梳，她的呼吸很重，汤姆则紧紧地站在她旁边。

那一刻并不体面，所幸克里斯的姐姐和哥哥尼克还有机会和他们的妈妈告别——但还有一个孩子我们没联系上：克里斯的弟弟埃里克，家里最小的孩子，他在部队。汤姆打了一遍又一遍电话，但还是没接通。最后，他放弃了，我们三个人坐在巴贝蒂的床边，告诉她我们对她的爱，等待最后一刻的来临。

最后，就像某种奇迹一般，电话响了。是埃里克。汤姆接起电话快速解释了一切，然后把埃里克的声音外放了出来。“妈妈，我爱你。”我听到他大声、用力地说出了这句话，同时巴贝蒂呼出了最后一口气。

一段很长的沉默后，汤姆流着泪说：“你妈妈已经不在了，埃里克，但是她听到你说的话了，她也爱你。”

我看着巴贝蒂已经失去生气的、小小的、虚弱的身体躺在这间无菌病房里，一股极大的悲伤朝我涌来。不仅仅是因为我的婆婆去世了，还因为我没照顾好她。

第 10 章

阿尔伯特

尽管我帮助过的所有患者最终都去世了，但巴贝蒂的死让我意识到我对死亡之后的流程一无所知。我的经验只停留在把逝者交给殡仪馆。就算我从小见过无数的葬礼，但我对背后的各种细节和决定毫无概念。汤姆不想包办一切，所以我和克里斯会陪着他，尽力帮他安排后事。

幸好殡仪馆会全程协助我们，但是要做的选择仍然超出我的预计。葬礼上要发出去的小册子要用哪张照片？巴贝蒂想听我们读《圣经》里的哪一段？她的讣告要怎么写？我们要不要在她家乡和我们当地的报纸上刊登她的讣告？她想穿着哪件衣服离开？棺材上要放哪种花？我们要把她葬在哪里？我们要在哪天举行葬礼？这些决定接连而至，花费也越来越高。

最难的任务之一是选棺材。殡仪馆的展示手法让我想到美术馆可能就是这么展出凡·高的作品的。我和克里斯牵着手，静静地盯着那些棺材。我们只想给巴贝蒂最好的，但是价格有点贵到让人惊掉下巴。我们都希望为巴贝蒂安排一个体面且有意义的葬礼，所以选择理解汤姆的决定和财务考量。

当我们为这个艰难的选择纠结时，口袋里的手机响了。“你在哪儿？我没有收到你的请假申请。”特拉维斯发来短信。我张大了嘴巴。我把短信拿给克里斯看，他也惊讶地挑起眉毛。

“他们很清楚我在哪里！巴贝蒂是他们的患者！死亡证明就摆在他桌上！”我小声喊道，眼泪一下涌上来。

“深呼吸，先别回复。”克里斯建议道。

“他希望我只请一天假就回去上班，然后继续照顾濒死的患者？这工作我不干了。”

克里斯捏了捏我的手。“冷静一下，你现在只是太伤心了。等等再回复吧。”

我没管他，而是哭着打了几行字：“抱歉。现在正忙着选棺材，因为……你知道的，我婆婆去世了。我还有很多带薪假可以用。但我保证，我会在一周内回来上班。这期间请不要联系我。”我都没有再读一遍就按下了发送键，然后把回复内容拿给克里斯看，出乎我的意料，他哼的一声笑了出来。

“他活该。我不想你后悔。我妈妈会为你的维护感到骄傲的。”

我对我的丈夫笑了笑，把头靠在他胳膊上。“此时此刻只有家庭最重要。巴贝蒂教会了我这个道理。现在，我们去帮帮你爸爸吧。要不建议他选一个中等档次的？”

克里斯点点头，我们的注意力又回到了葬礼计划上。

一周后我回去工作的第一天，我没进办公室，而是坐在车里恶补邮件。我还没准备好面对任何人。我还在生特拉维斯的气，也很焦虑发了那条信息之后，我将会面对什么。

我点开史蒂夫发来的邮件，感觉那是最安全的重新进入工作状态的方式。“哈德利，欢迎回来！”他写道，“葬礼非常美好，是对一位了不起的女性的真诚悼念。我希望这句话能为你开启新的一天：‘我们永远不会失去我们深爱的人，因为深爱的人已成为我们的一部分。’我知道从今往后你会做得更出色。她会一直在你身边，一直给你指引。”我松了口气，也担心史蒂夫高看我了。现在，我什么都不想做，我还是觉得巴贝蒂就这样离开是我的失败。我开始怀疑自己是否真的适合做临终护理。

我继续往下翻，直到看见了来自社工明迪的一封邮件：“有一位患癌症的年轻妈妈想在去世前和孩子们拍些照片。有认识的假发店吗？她想尽可能看上去像之前那样。”我重重地叹了口气，看向天空。这是你想让我做的第一件事，是吧，巴贝蒂？我想着。一束阳光照进车里。平时，帮这种忙让我觉得很开心，但今天不是。

我给我公公发了信息。“我们的一位患者可以用一下巴贝蒂的假发吗？”我问。他几乎秒回。“当然，这可比让它们闲置在家里强多了。”我给明迪回了邮件，告诉她如果患者的头发是金色的，我有很多质量不错的假发可以送给她。我心里还是很难过，我关上邮件看了眼时间。该进去了，早会已经开始了。

我走进会议室时，每个人（准确地说，除了特拉维斯）都转过头来看是谁迟到了。一看见是我，他们的神情都放松下来。我对史蒂夫和库马尔医生点点头，他们都出席了巴贝蒂的葬礼。当时我很惊讶库马尔医生也来了，他拥抱了我和克里斯，说了些安慰的话，然后坐在教堂的后排。他太忙了，所以能抽出时间来一趟就已经让我很感激了。

会议匆匆开始又骤然结束，还没反应过来，大家就已经在收拾东西了。恍恍惚惚中，我听到谢里尔的声音，她是个活力四射、金发碧眼的市场部专员，正在大声喊着："我需要每个人帮忙完成这份火鸡名单，确保每位患者都问到了！下周结束之前给我最终名单就行。"每年，我们都会给那些自己支付不起费用的患者送上感恩节火鸡，这样他们也能庆祝节日。

"护士们！等等！"特拉维斯喊道。我停下了，把东西放下。"我们有一个新的收治任务。情况特殊，反正不常见。我想知道谁有时间。我知道大家都在超负荷工作，压力很大，但是有人得多负责一位患者。你现在手头有几个患者？"他用圆珠笔指着我问道。

"我现在有 15 位患者，但是别分给我脑癌患者。我处理不了。"我说。特拉维斯没说话，在我的名字旁边写下了 15，然后把房间里的每个人都问了一遍。

"16。"阿曼达说。

"15。"詹娜说。

"詹娜、哈德利，你们都是成年人了，我相信你们自己能做决定。这位患者不是脑癌。"特拉维斯说。

"我觉得最简单的解决办法就是看谁已经有离这个人家近的患者了，这样路程上能节省点时间。"詹娜建议道，向我寻求意见。我点点头表示同意。特拉维斯用食指挠了挠头，然后用整个手掌擦了一把脸。

“呃，这就是特别的地方。他无家可归。他就住在东溪桥下。”这个情况的确很特殊。我通常不会做第一个挺身而出的人，但是我能听到巴贝蒂在我脑海中说：你该接下他。

“我来吧。”我主动提出。

“太好了！”特拉维斯说道，很显然有点惊讶这么容易就解决了。他给了我一大摞资料，之后就和詹娜、阿曼达一起走出办公室。我仔细翻看着医生的注释。“阿尔伯特，77岁，肾衰竭伴糖尿病，出生日期未知，医疗史不详。”我一边看一边嘟囔着念出声来，“拒绝右侧膝上截肢；拒绝康复治疗；出院接受临终关怀。”我翻到背面看他的保险信息。一片空白。我很疑惑：他已经77岁了，应该至少有联邦医疗保险，如果他无家可归的话，肯定还有联邦医疗补助。我拿起资料走到社工办公室。

“嘿明迪，你看到这份新的申请资料了吗？阿尔伯特先生的？”我问。她正好吃完手里的谷物棒，转过身来。

“啊哈，”她说，“我正在联邦医疗补助App上操作。我们会帮他从桥底下搬出来，住到一家护理院去。我真希望医院当时多努力一下。”

我放下心来。“非常感谢。”

在我开车过去的路上，想到自己填写联邦医疗补助申请时的场景，脸一下红了。那是我的第一次预约妇产科，一位面带笑容的前台工作人员要我的保险卡。我递给她，她给了我一堆文件要填。几分钟之后，她把我叫回去。

“你有其他的保险卡吗？”

我感觉有点反胃。“没有，这个不能用吗？”我问。

“我打了电话，它失效了。”她说。

我的保险计划在我爸爸名下，当时他很不满我未婚先孕。“那就取消预约吧。没事。我现在感觉还好。”

那位前台工作人员看向她的同事。“你需要产检。如果不做的话，宝宝出生后可能会因为你疏于照顾而早夭。”

闻言我被吓到了。“好的，我会找一份工作，然后自费。”

“大概需要 3.5 万美元，同时还要预付一部分费用。”

我的银行账户只有不到 100 美元，我妈妈才离婚不久，将将能还上房子的贷款。我也不能向她开口。

“我会自己注册保险的。”我说。

“你这属于有既往病史。唯一的选择就是联邦医疗补助。”

“什么是联邦医疗补助？”

“是给穷人的。不花钱。”

“能再给我些时间吗？”我问。

我离开办公室坐进车里。我总是听别人说国家的政策都是帮助懒人的，他们想“坐在家里，让其他人为他们工作”，我不想别人那样看待我，但是我也不知道当时还能有什么选择。那天晚上，我边哭边填了联邦医疗补助的申请。我下定决心要摆脱现状，让我和孩子过上更好的生活。

我打开电脑，开始研究不同的职业选择。我还做了一个测试，测试名就叫：“我应该做什么？”回答完一串与性格相关的问题后，我的测试结果出现在屏幕上：护理。我又查了更多的资料，心中重新燃起一点决心和希望，我预约了当地社区大学的一位顾问。我开始感觉好些了，因为我有计划了。

几天后，我坐进了社区大学顾问的办公室，开始之前我等了一个多小时。那时我刚显怀，还买不起孕妇服，所以我在大厅不太舒服的塑料椅子上来回调整姿势，不停地往下拉我的衬衫。终于叫到我了，在顾问的办公室里，她透过眼镜仔细打量我的小腹。她移开目光，仔细看我带来的文件，包括我大一的成绩，最后她把文件放下，双手叠在胸前。“护理学校很难进。”她说。

我点点头。我知道数据。

“根据我的了解，”她继续说，“你的预修课程全拿到 A 才能录取，而且看起来你现在有更要紧的事情。”

我又点了点头说：“我能做到。请帮我报名吧。”

她重重地叹了口气，手指先是悬在键盘上，然后又落回桌子上。“要不要换个专业？你被录取的概率很渺茫。”

我感觉腹部有一团火，这种感觉很久没有过。“我会成为一名护士的。请帮我报名。”

她来回摇着头，嘴里啧啧着，同时在电脑上输入了课程的名字。完成后，那位咨询师给了我一张课程表说：“如果你要退出，或者改换其他课程，可以再来找我。”

我接过那张纸离开了办公室，心中是前所未有的坚定。我要证明她错了。

几天后，我又重新预约了产检，手上拿着联邦医疗补助卡。这次是另一位前台工作人员让我出示保险卡。我把那张金色卡片交给她，站着等待指令，我看到她翻了个白眼。她背对着我，跟她的同事说："没钱生什么孩子。"

我全身僵住了。我想逃跑，但是她转过来的时候又对着我笑，除了回以微笑，我什么都做不了。那天我离开后就在想，如果有一天我成了一名护士，我永远不会像她对待我那样对待任何人。

转眼几年过去了，尽管大学顾问对我表示质疑，前台接待员的态度充满敌意，我现在还是成了一名合格的护士，并实现了我在候诊室对自己的承诺。

快到东溪桥了，我意识到自己不知道该怎么下去。桥的一边是商场，另一边是军队驻地沙滩。乍看之下没有其他路了，我就把车拐到厚实的沙子上，停在一块醒目的非请勿入的提示牌旁边。我拿好护士包和平板电脑，走下车，按了至少三遍锁车键。还是一个人都没看到，我朝着桥走去，再走近些就看到了帐篷和满地的垃圾。我举起手挡住刺眼的阳光，每走一步我的鞋都会陷进沙子里。

我走到第一个帐篷，看到一个女人蹲在那里，手里拿着一根小棍，在沙子上画圈。她的头发乱糟糟地结成一团，短袖已经磨损得只剩薄薄一层。现在天气开始变冷了，我希望她的帐篷里有保暖的东西。我走得更近了些，她把头转过来，正对着我。

"嗨，您好！请问阿尔伯特在吗？"

那个女人的表情从怒视变成了一个大大的、没有牙齿的笑，然后她开始冲我大叫。我根本听不懂她在胡乱说什么。她挥舞着手中的小棍，我本能地向后退了一步，内心害怕极了。我在裤子侧兜里摸到了手机，想给史蒂夫打电话，问他能不能过来一趟。

突然，一个光着上身、穿着一条蓝灰色牛仔裤的男人，在40米开外的距离朝我喊："嘿！你是来找阿尔（阿尔伯特）的吗？"

我点点头，然后才意识到他可能看不清我。"是的。我找阿尔伯特。"我大声回复道。

那个没穿上衣的男人朝我小跑过来，我又害怕起来，不确定会发生什么。他肯定是看出了我脸上的恐惧，因为他说："阿尔就在那边。这个女人不会伤人的，就是话说不利落。我带你去找他。"那个男人朝桥的方向指了指，说着就往那边走去。

我跟着他，观察周围的环境。沙子上有很多人、睡袋、燃尽的火堆和瓶子。无衣男跟我们路过的每一个人都点头或招手致意。有一次他抬起手，我注意到他胳膊上有好几处伤疤。他有着一头凌乱的棕色卷发。他应该才30多岁，黝黑的皮肤暴露了他的生活环境，居无定所。他边走边回头确认我就跟在后面。

"对了，我是吉尔。"

"我叫哈德利。"我也说了自己的名字。

我们走到阿尔伯特的帐篷，我看到一块自制的纸板标牌，用记号笔潦草地写着"传播爱而非恨"。帐篷的门帘开着，我看到里面有个男人躺在地上。他没穿鞋，一只脚肿着，另一只用一条脏脏的绷带包着。绷带是医院包扎的，上面的日期是10月25日，这意味着这条绷带已经四天没换过了。我从阿尔伯特的记录上看到他的糖尿病没控制住，也就是说他的脚无法愈合，已经感染了。如果护理得当，这种情况本来是可以避免的。

“嗨！我是您的护士。”我说。

和吉尔一样，阿尔伯特的皮肤晒得黝黑，脸上的皱纹也很重。尽管那些皱纹看上去是笑纹，但阿尔伯特现在肯定没笑。他一下抬起头，对着我皱起眉头。“你来干什么？我不需要什么护士。”

我很惊讶。医院肯定告诉过他我会来的，对吧？

“嗯，因为您不想再接受任何治疗，所以他们让我过来，确保您的感觉是舒适的。”

阿尔伯特翻了个白眼，就把头放下了，什么也没说。

“老兄，要不试试吧。你这样我心里也不是滋味。”吉尔鼓励他。阿尔伯特呻吟着坐起来，一步步挪到帐篷外面，在这个过程中，他那只缠绷带的脚一直在受力，我有点担心。我觉得他是默许了临终关怀，于是让开一点位置，从护士包里拿出收治文件。

“签几个字就好，很快的。”我说着，慌忙找起笔来，然后意识到没有能垫着写字的东西。通常我会和患者一家人坐在餐桌旁签署文件。我看向四周，阿尔伯特垂着头坐着，看上去很不舒服。幸好吉尔看出了我的尴尬，拿起纸板递给我垫着。

阿尔伯特边听边嘟囔着他签署的内容，处理完文件，然后在每一页上签了字。到了询问疼痛等级的那部分，他终于抬起头。“您现在的疼痛值是几？从 1 到 10，10 最严重。”我问，拿着笔准备写下他的回答。

阿尔伯特轻声笑了笑，看着河水，然后直直地看着我。“10。

但你不如就写 6，因为每次我说 10，你们都觉得我是为了药。”

我停住了，不确定该怎么写，于是决定先把这一栏空着，我问阿尔伯特需不需要开一些药来缓解疼痛。他耸耸肩。我念出下一个问题，感觉兜里的手机在响。我看到明迪的消息：“我需要他的驾照和银行流水照片，这样才能申请联邦医疗补助。”我把手机放回兜里，说：“是我们的社工。她在为您申请保险，这样就能让您住到其他地方。我能拿您的驾照和银行流水拍张照吗？”

阿尔伯特大声笑了出来，这次是真被逗笑了：“吉尔，你听到了吗？”他转向我说，“亲爱的，我没有驾照，也没有银行流水。我名下一分钱都没有。”

“哦，好的，我相信他们会理解的。我直接告诉她。”我把阿尔伯特的回复发给明迪。一会儿她回复：“那就需要一段时间了。电脑系统里如果没有上传那两份文件就不让我提交。我得把资料寄过去。”闻言我又气愤又沮丧。

“我不去护理院，你们也不用费事了，”阿尔伯特对我说，“继续问你的问题吧。”

“您必须去！不能待在这儿！”我抗议。

“为什么？”

“这……这里不安全。”我小声说。

“你怎么就觉得一堆医生、护士围着我，我就感觉安全了？”

我哽住了。我已经习惯了患者无条件地信任我，但是我理解阿尔伯特为什么会那样说。我记得我在妇产科办公室也是一样的感觉。

“我不该那样假设。对不起。”我说，看向他缠着绷带的脚。

“我能换一下绷带吗？”我指了指伤口问道。他点点头。吉尔在我们周围徘徊，关切地看着我操作。我拿出包扎用品，把它们放在一块干净的布上，思考接下来要说什么。保持专业很重要，但是我的直觉告诉我，我得表现得脆弱点才能获取阿尔伯特的信任。我戴上蓝色医用手套，从纱布上移开那破破烂烂的胶带。“我 20 岁的时候就有了一个宝宝，”我一边操作一边说，“我没有结婚。我知道情况不像您的这么严峻，但是很多我信任的人都躲着我。”

“你手上戴着一枚很大的钻石戒指。”他显然在怀疑我的故事。

我点点头，揭开纱布。“我今年才结婚。很长一段时间以来，我都觉得没人会爱我，我是一件残次品，但后来我发现有一个男人爱我，而且他也爱我儿子。”

“残次品？哈。是的，我懂。”阿尔伯特说道，并若有所思地点点头。我给他包扎的时候，他停顿了一会儿说：“我觉得，或许我们会相处得很好，但是我不知道能不能相信一个傻到戴着这么大一枚钻戒来流浪汉营地的人。”我抬头看向阿尔伯特，他露出了一个很大的笑容，显然现在是在对我开玩笑。

我也回了一个大大的笑容，逗他：“嘿，行了！我锁车了。比平时多锁了好几下呢。”

“傻女孩儿，”他说，摇了摇头，笑了笑，“我佩服你敢一个人来。这里没人会招惹你，真的。他们不会伤害任何一个来帮我的人。而且，他们知道如果做伤害你的事的话，吉尔可不怕给他们点颜色看看。”我相信他说的，尤其是在必要的时候，吉尔不会手下留情的。给阿尔伯特包扎完伤口后，我想起了火鸡名单。

“哦对了！我们会分发一些做好的火鸡。要不过几周我给您带一只？”

“不用，快到感恩节了，所以会有好多人给我们食物。大概一年里就这么一次，我们能吃一顿热饭。不过几个星期后他们就全走了，要不到那时再来问我？”

我点点头，为我们在一年里的其他时间不送吃的感到很羞愧。离开之前，我把一张橙色的单子交给阿尔伯特，上面是护士的电话。“紧急情况下可以打这个电话联系我们。我们有24小时值班的护士。”然后我突然一惊。那可能已经是我第五次发现自己必须要改改平时已经说顺嘴的话术了，这样才能适应阿尔伯特的情况。“您有电话吗？”我问。我意识到自己经常机械性地做事，下定决心要有意识地避开这种情况。

“没有，但是马路那边有一个付费电话。”吉尔说道，他抱着胳膊，“我保证会多上心的。”

“好的，最后一件事。我们的医生会开一些药。我可以带一个小保险箱来放药，但是你们能去药店取药吗？”我问。

“便利店药店就一千多米远。我去取。”吉尔自告奋勇，把手放在阿尔伯特肩上让他安心。

“你真的是阿尔伯特的好朋友。”我一边对他说，一边收拾东西。

“我们不是朋友，在这里我们是彼此照顾的一家人。”

“听起来真不错。我两天后再来，这样可以吗？”

他们都点点头，表示同意。

我又走了很远的路才回到车上，给库马尔医生打电话，请他批准药物。他表达了一下对在那种环境下开麻醉类药物的担忧，所以他建议比平时开得少一点。我告诉他吉尔来回得走 3 千米才能拿到那些药。

库马尔医生沮丧地叹了口气。“所以他也不去护理院？”

“他不去。他的家人和他一起住在桥下，他想在他们的陪伴中离开，就像其他患者一样。”我很坚定地说。

“好的，我会开好药。你每次护理时方便查一下数量吗？”

“当然，”我同意，“我对每位患者都会这样做。谢谢你了。”

我提交了所有文件，接着看到助理护士德娅打来电话。“嘿！你休假回来了吗？”我接起电话，她立刻问道，“因为我觉得你应该回来了，如果没有，那非常、非常抱歉打扰你。”

“我回来了。你看到新患者了吗，阿尔伯特先生？我刚见过他。人非常好。”

“是的。你愿意的话，过几天我可以和你一起去。”

“好呀！你的宝宝怎么样了？”我问。

“他已经完成了脊柱侧弯手术，现在正在接受理疗师的治疗。照顾患者的同时还要确保他赶上所有医生的预约，压力确实很大。”

“我能想象到。如果你需要帮忙的话，可以随时来找我。”

挂了电话，我看了下时间。在去看下一位患者之前还有大约 1 小时。我离公公家很近，所以我过去取了假发。那天也是他第一天去上班，家里很安静，我在他和巴贝蒂的卧室里翻找。或者应该叫他的卧室？我不确定现在应该怎么叫。假发摆在架子上，但是我决定把它们放进一个购物袋里，因为拿着泡沫塑料头和真人头发走在路上看起来真的很奇怪。

我开车把假发送过去，发现这位患者就和雷吉家在同一条街道。我好奇他的房子最后给了谁，希望没有落到附近任何一位开发商的手里。开过那条街，我注意到一台大推土机，心里感到很不安。我把车停在街上，无视工人的目光，盯着空旷的土地。雷吉的家已被夷为平地，他邻居的房子也不见了。不仅如此，他们把所有的树都砍了——就是我和莉萨最后一次谈话时还在风中摇摆的那些树。从两处房产上的地基来看，现在像是在建造价值百万美元的“怪物”。这完全是雷吉最不想看到的场景。

我又开过几个街区，到达那位患有癌症的年轻妈妈家。想要挂上一个笑容，以掩饰我对开发商的怒气，我按下门铃，手上拿着装满了假发的购物袋。一位年长的女士为我开了门。

“您好，我是来送东西的。嗯，就是这些假发。”我说着尴尬地举起了袋子。

“哦，对！请进！这是给我女儿的。她就在里面。”我没想着要进门，但还是跟着那位老人走进了卧室。

“亲爱的，临终关怀护士送假发来了。”她说，并示意我进去。我看到一位瘦弱、苍白的女人躺在床上，穿着粉色睡衣，戴了一顶毛茸茸的粉色帽子。她小心地拉开被子，下床。她看着我，真心实意地对我表达感激。

“我给你放衣柜里？”我指了指衣柜问道。

“其实我想试一下。如果不合适，你还可以把它们送给其他人。”

我点点头。我感觉还没准备好看着别人戴上巴贝蒂的假发，但是我没有其他选择。我看着她从袋子里一顶一顶地拿出假发，然后用手指梳理头发——我之前看巴贝蒂这样做过很多次。在仔细挑选了每一顶假发后，她最终选择了一顶带刘海的亮金色假发。她摘下帽子，把它戴在头上。直发垂到她的肩膀下方。我站在她身后，从镜子里看到她的表情。她眼里含着泪，但脸上却绽放着灿烂的笑容。

“原来的你又回来了。”她妈妈站在门口，郑重地说道。她转过身来面向我们，金色假发随着她的动作轻轻摆动。

“谢谢。孩子们会觉得熟悉的妈妈回来了。”她说。

我微笑道：“我很开心。”我为她感到开心，但最希望的还是能看见我婆婆最后再戴上一次假发，化好妆，出席家庭晚餐，我想听婆婆说，这就像她自己的头发一样。

我离开她们家时，最后看了一眼她的母亲，她很快就要体会到我的心情了，经历这种难挨的悲痛。生活如此残酷，我心想。

那天晚上我回到家，布罗迪和克里斯正在沙发上看电视，克里斯还穿着医师服。

“第一天复工怎么样？”我放下东西问道。

“还不错。你呢？”

“嗯，我接手了一位新患者，是个流浪汉。他的一些话让我想了很多。”我边说边俯下身亲了亲布罗迪的额头。

“他说了什么？”

“他说人们会在感恩节给他食物，但在感恩节后，就好像把他给忘了一样。我听了心里很难受。”

“这样啊，如果感恩节之后你还在照顾他，他需要的话我们可以给他食物。”

我笑了，感觉有些安慰。“听起来不错。谢谢你，亲爱的。”

克里斯站起来，走到洗手池下边拿出浇水壶。他妈妈的葬礼结束后，殡仪馆问谁想要大家送来的这些植物——同事、朋友和远房亲戚送来了至少 8 盆盆栽。子女们面面相觑，没有人主动提出要带走。

最后克里斯说：“那我们带走吧。”我捏了捏他的手，暗示他应该先和我商量一下。我不知道哪儿能放下那么多植物。就剩我们俩时，克里斯转过身来对我说：“我们得把它们带走。不能让它们都被扔掉。”我点点头。我知道这对克里斯来说有多重要。现在，每隔几天，我都能看到克里斯带着最真挚的爱为那些植物浇水，确保它们能健康茁壮地生长——就好像他在确保他妈妈能以某种方式继续活着。

几周后，感恩节来了，又过去了。到现在，我已经去看过阿尔伯特很多次了，他告诉我：“朋友们叫我阿尔，所以你也可以那样叫我。”我了解到他在青少年时期和父母从墨西哥移居到这里，之后一直在工地工作，直到他生病。他从未透露过他是不是合法移民，但当他提到不继续工作就没法享受任何福利时，我就猜出答案了。吉尔一直都在他身边，报告他的症状，甚至学会了为他换药。不管我提醒了多少次可以打值班电话，他们都从来没打过。阿尔伯特总是等着安排好的护理，我迟到的时候也从来不会抱怨。

有一天，我到了以后发现阿尔伯特疼痛难忍。我问他疼多久了，他说没多久。

吉尔很快插话："他撒谎。已经疼了两天了。"

我大声地倒吸一口气。"阿尔！为什么不给我打电话？"

"我想让你和家人多待一会儿，哈德利女士。我是无足轻重的人，已经习惯疼痛了。"

我输入药箱的密码，拿出医生开给他用于紧急情况的吗啡，我对阿尔解释道："是这样的：一旦疼痛达到这个程度，就更难缓解了。就好像我们在玩追赶游戏。如果你在感到疼痛加重的那一刻就给我打电话，其实我的工作反而会更轻松些。你明白吗？"

他点点头，从痛苦的表情中挤出一丝微笑。我把最小剂量的吗啡吸进注射器，然后说："这是缓解疼痛的。给你打这个行吗？"他点点头。"应该很快就能起效。很抱歉让你这么难受。我们能控制好的，我保证。"我环顾四周，想看看哪里有水。一般我用完注射器会用水冲一下，这样它就不粘了，但是这里没有水池。我把注射器放回盒子里，心里记着下次带一支新的注射器和一瓶没开封的水来。

"我感觉要吐了。"阿尔伯特突然捂着肚子说。

"你刚吃过东西了吗？"我问。

"没有，我们最近没什么吃的，"吉尔说，"我已经把能给的都给他吃了，但是也不多。我可以去翻翻垃圾桶。等我一下。"

我感觉我要哭了。"别去，我车上有一些花生酱饼干。我马上回来。"我回来的时候帮阿尔打开了饼干，看着他一小口一小口地吃着。

“好的，管用了。我感觉也没那么疼了。谢谢你，哈德利。”他想把剩下的饼干还给我，我使劲摇了摇头，让他留着。离开之前，我给吉尔演示应该怎么抽出吗啡再注射，然后看他操作了一遍。

“别忘了有事给我打电话。”我对着阿尔和吉尔说。

“是，哈德利女士！我们会打电话的。”阿尔挥手跟我告别，说了声再见。他比我刚来的时候看起来好多了。

我开车回办公室参加每周的各科室例会。到了之后，我经过明迪办公室的时候和她招手，差点撞上特拉维斯，他刚好从拐角出现。

“嘿，阿尔伯特先生怎么样了？”他问。

“今天情况不太好。他很疼，而且没有食物。我准备今晚买一些吃的，明天给他送过去，所以明天早会可能需要请假。”

特拉维斯看向了右边的空办公室，他头往那边一歪，示意我跟着他进去。他关上身后的门。我不解地问：“怎么了？”

“我们不能给患者买东西。公司有严格的规定。”

“我能负担得起就不会让阿尔饿着。”我盯着特拉维斯的眼睛。我不理解他怎么能接受一位患者没东西吃，我们的目标难道不是舒适护理吗？

“我只是想提醒你，因为如果公司发现了这种行为，你可能会丢了工作。我不是要做恶人。我是在保护你。”他也直视着我。

我的经济状况确实还无法承担失去这份工作的后果。我没有回复特拉维斯，只是打开门，心情沉重地默默走回办公室。

那天晚上，我给克里斯讲了阿尔的情况。他立刻建议我们去买点吃的。

“问题就在这儿。特拉维斯说如果我这么做会丢掉工作的。”

克里斯小声骂了出来，努力不让旁边玩玩具卡车的布罗迪听见。他想了一会儿说：“就这么办。管他们呢。”

“我不能没有工作。我们需要收入和医保。”

克里斯重重地叹了一口气，然后挠了挠他的黑发。

“就像我的咨询师说的，或许这就是我该学习如何把工作和生活分开的时候。我们出去吃晚餐吧。”我提议。

“好啊。布罗迪，去穿上外套。”克里斯应了一声，拿起车钥匙和他自己的外套。我们去了沙滩附近最喜欢的一家餐厅，我暂时先把工作抛在脑后。不过也就坚持到了上菜。服务员把小山堆似的玉米片放到我们面前，我看着克里斯。“我吃不下。”我说。

“我也吃不下。”他说。我们吃了一点前菜，没点主菜就走了。回到家，我一夜辗转反侧，想着阿尔在忍饥挨饿。早上，我醒来发现床上没人。走进厨房看到克里斯在对着我笑，他正在煮咖啡。我害怕去上班。

“今天我送布罗迪吧。”克里斯提议。一般都是我送的，但我很感谢克里斯今早能替我接送孩子，这样我就能有更多时间开始我的一天。洗完澡，换好衣服，看完昨晚的工作邮件，我走到车上，像往常一样把包放到副驾驶上。我听到了沙沙的声音，抬头看发现副驾驶上是一堆金鱼饼干、薄饼干和水果杯。我笑了，拿出手机给克里斯发信息：“我刚上车。所以，是我想的那样吗？”

“是的。别让道德妥协。就算没了工作，我们总归能解决的。”

我看着仪表盘上的时间。我本来计划要去参加今天的早会。如果我不去，会引起大家警惕；但如果我去，今天已经排了很多患者，我就抽不出时间去看阿尔了。我拿出助理护士安排表，心生一计。德娅今天要去看阿尔伯特。她总是早早就开始工作，所以现在有可能正和他在一起。我很紧张，拨通了她的电话。她很快就接起来，开心地打招呼：“早上好！”

“你现在和阿尔先生在一起吗？”我问。

“是的，我刚到。”

“你需要帮助吗？”我试着问。

“哦，不用，我能处理。”她礼貌地回答。

“德娅，今天我需要你的帮助，”我希望我的语气听上去够有说服力，“他已经不能走路了，又那么大块头。如果没人帮忙，你很难一个人帮他洗澡。”

电话另一端沉默了一会儿。许久，我以为德娅已经挂了电话。终于，我听到她说：“你知道吗，今早我后背很疼。我可以给特拉维斯发邮件，告诉他我身体不舒服。”

我暗自高兴，平静地告诉她我很愿意来帮忙。“或许我们可以建议他让我们一起进行双人护理，这样正好完成本周的任务。”我给她支招。

“明白。”她说。我很满意，但是担心特拉维斯识破我们的把戏，我开始往阿尔先生的方向开去。大约10分钟后，我看到我手机屏幕亮了，是办公室打来的电话。

“喂？”我接起电话。

“嘿，”是特拉维斯打来的，“德娅需要帮助。你方便搭把手吗？”

我没说话，假装思考了一下。“没问题。”说完就快速结束了对话以免露馅。带着一丝紧张的兴奋感，我开到了桥那里，停好车，把零食高高地摞在一起，用下巴抵住保持平衡。我看见德娅远远地冲我挥手。我走过去，把食物放在阿尔的帐篷附近，寻找吉尔的身影。

“他不在附近，这样我给阿尔擦洗的时候能留点隐私。”德娅好像看出了我的心思。

“懂了。嘿，阿尔先生！”我叫他。他挥挥手，我注意到他比前一天状态更差了。

“我给你带了点吃的。抱歉，大部分都是我儿子喜欢的，但是我今晚会去超市采购一圈。你想吃点饼干吗？”我问。阿尔先生又点了点头，没说话。我撕开饼干的包装，一块一块递给他。他每吃一块饼干，看起来就好了一点。他吃几口饼干就喝点瓶装水。

“你能为我保密吗？”我悄悄对德娅说。

德娅大笑。“你觉得他的瓶装水是从哪儿来的？”她朝我挤了下眼睛。我看着她，睁大了眼睛。“我们的秘密。”她说。

阿尔吃完几包饼干后，德娅和我一起帮他擦洗。在更换绷带前，我去保险箱里给阿尔拿止疼药。换药总会把他弄疼。我检查了药瓶，发现还剩下一大半。

我往外抽药的时候，阿尔让我停下。“不，我不需要。我的大部分腿都已经没知觉了。”他说。这不是一个好迹象，他的情况更严重了。而且，在我揭开之前的绷带时，阿尔没像往常一样疼得龇牙咧嘴或者往后躲。他似乎根没有意识到我在操作。

我清理伤口的时候，德娅在一边观察，及时递给我需要的包扎用品。“你以后也会做这份工作吗？”阿尔问德娅。

“希望如此，但挺难的。”她说。

“有一天她会成为一位超棒的护士。”我插话。“只要再在公司干几个月，公司就会帮你付学费了，对吧？”我问。

德娅轻轻笑了笑，摸了下我的肩膀没有回话。我有些困惑。就在几周前，德娅告诉我她特别激动自己即将去护理学校，希望能给她儿子更好的生活。包扎完毕后，我笑着问阿尔先生还有什么我们可以为他做的。

“没了。你们是地球上的天使。”阿尔说。我和德娅跟他道了别，提醒他需要我们的时候一定要打电话。

我和德娅往车的方向走去，我把手放进外套口袋里，避开海上吹来的冷风。一分钟之后，德娅打破了沉默。

“我要走了。”

我很惊讶。她是我共事过最好的助理护士。我尊重她的决定，但我也想求她别走。

“特拉维斯给我升职加薪了，让我去培训区域内其他的助理护士。”她继续说道。

我更不理解了，说：“这太好了！你值得！你会做得很出色。”

德娅摇摇头。“我做不到。我反复算了算。我和我儿子的员工健康保险是每月900美元，这就意味着我之后会挣得比现在还少，因为我们现在用的是免费的联邦医疗补助。我们的日子已经过得紧巴巴了。如果我的工资涨了，联邦医疗补助就会因为我赚太多钱而中断对我们的补贴。我儿子生病了，我不能冒着失去医保的风险。”

我试着理清她的话，绞尽脑汁想要想出一个解决办法。“他们能不能让你留在目前这个岗位，但不加薪？”我问。

她摇头，发丝拂过她的背。“他们已经找到新的人了。我要去另一家公司了。这是我在这儿的最后一周。”

我重重地叹了一口气。“我会想你的。”

“我也会想你，哈德利，”德娅回应道，“生活有时很残酷，不是吗？”

“没错。”

那天晚上，我在睡前护肤时告诉了克里斯德娅要离职的事。

“真烦人，但至少现在你知道如果因为零食的事儿被炒了，你申请新工作的时候，有在另一家公司的朋友能为你担保。”他开玩笑地说道。

“你说得没错。”我边在脸上拍爽肤水边笑道。我换上睡衣迷迷糊糊就睡着了，直到几个小时后突然被电话吵醒。我看了一眼时间，凌晨3点33分。我眯着眼看了下手机，心里很纳闷。是阿曼达。

“喂？”我睡眼惺忪地接起电话，轻手轻脚地走进浴室，以免把克里斯吵醒。

“哈德利，不好意思，打扰了。我知道你没在值班，但是阿尔伯特先生的朋友刚打来电话。听起来很着急，但他发现你没在值班后就把电话给挂了。我再打回去就打不通了。”

“哦，我的天呐。”我倒吸一口气。

“我已经把情况和特拉维斯说了，你不用非得过去。”阿曼达说。

我打断了她。“我会去的。他们从没打过电话，即使在我要求他们打的时候也没有。这回情况肯定很紧急。”我感觉肾上腺素飙升，我用手机的手电筒照着衣柜找出一件干净的护士服。换好衣服后，我轻轻地摇醒克里斯。

“跟你说件事，你先别生气。来不及解释了，但我现在得去看一位患者。”

“啊——我以为你今天不用值班？”

“我不值班。但我真得走了。”

“你的咨询师说这会让你透支的。”他说，现在更清醒了。

“宝贝，请相信我。我知道现在真出事了。我不能像其他人一样放弃他。”

“好的，去吧，我相信你。我只是担心你。”他说。

“我知道。我爱你。”就这样，我快速亲了一下克里斯就冲出了家门。

快到那座桥的时候，我看到一堆火，还有周围一圈黑压压的人影。外面好冷，我把外套拉得更紧了些。周围的环境并没有让我感到害怕。阿尔伯特说得对：每个人都知道我为什么来，没有人会找我麻烦。我踩过空瓶子，穿过自言自语的人们，感觉很平静。我环视四周，试着认清他们的脸，直到看到吉尔。他的目光锁定我，然后放松了下来。“你来了。”他说着快速绕过火堆向我走来。

“我当然会来。发生什么了？”

吉尔挠了挠后脑勺。“我让他告诉你。在你给医生打电话之前请先听他说。”

我点点头，但还是一头雾水，只好跟着吉尔走到阿尔的帐篷。阿尔躺在地上，盖着一条薄毯子。我放下护士包，凑到阿尔耳边，坐下的时候把沙子都拨弄开。“嘿，我来了。”我轻轻地说。阿尔睁开眼睛看着我。“哈德利，我得告诉你点事。我知道这是药物的副作用，但请先听我说。”

我点点头，用冰凉的手把外套的袖子拉下来。“我准备好了。我不会评判你。”

“我知道，但请不要拿走我的药。”阿尔停顿了一下然后说，“我妈妈在这里。”

我点点头，鼓励他继续往下说，确保脸上不做任何反应。

“我妈妈很久以前就去世了。我知道这是一种幻觉，但是我从来没有这么快乐过。我现在一点也不疼，我和我妈妈在一起。请别拿走那些药。”

“阿尔，如果这不是一种幻觉呢？”我问。

阿尔愣住了，他的目光越过我看向黑夜。过了一会儿，他笑了。

“你觉得那真是我妈妈？你没觉得我疯了？”他问。

“我真是这样想的。我一点都没觉得你疯了。她跟你说什么了吗？”

“她说我们要去旅行了，要去好好休息。”

“嗯，我觉得你要听你妈妈的话。”我微笑着说。吉尔就在旁边，也笑了。他对我做了个“谢谢”的口型。

“我要确定一下他的药还够不够。”我对吉尔说。我从保险箱里拿出吗啡。我震惊了。那条线还在昨天早上的位置，分毫未动。阿尔今天没用任何止疼药，也许他已经不知疼痛。所以这不可能是药物的副作用。

“嗯，这肯定不是——”我和阿尔说话，但我发现他已睡得很香。

“让他睡吧，”我告诉吉尔，“明天早上我再来。其实，也就是几个小时后，现在已经是早上了。”

“谢谢你把他当人看。”吉尔说。

“谢谢你对阿尔这么好。要是没有你的帮助，他肯定没法在这里生活。”

我独自走回车上，感觉有什么东西在跟着我，好像是一位朋友静静地走在我身边。这一刻的寂静让我感觉很舒服，不需要任何言语。我感觉再安全不过了。

回到家后，我爬上床准备再睡几个小时。我躺在那里，依然能感觉到身边有点什么。但我一点也不害怕——这感觉更像是一位朋友和你共处一室，只不过在你视线之外。你知道他们在那里，但此时你看不到他们。

几个小时后，我昏昏沉沉地把自己从床上拽起来。我听见布罗迪在隔壁玩的声音。我仍然有那种奇怪的感觉，我觉得我不是独自一人。我走进厨房给自己倒了杯咖啡。“我感觉我并不孤单，甚至在我确信只有我一个人时，”我问克里斯，“你有过这种感觉吗？”

“哦对，不经常，但是我完全明白你的意思。”

“也许我只是累了。”我说着走进卧室，开始准备新的一天。我从衣柜拿出干净的护士服换上，然后把睡衣揉成一团，扔进脏衣篓里。就摞在几个小时前我刚换下来的护士服上，我突然想起来没把名牌摘下来，于是在脏衣篓里翻找。这时，我突然感到脖子后面有一阵风。我僵住了。没敢回头，我等了一会儿，打开卧室的门对克里斯喊道：“嘿，空调会莫名其妙地吹风吗？”

“啊，开机的时候会。怎么了？”他喊道。

“哦，没事儿。我在犯傻。”我又关上门，笑了笑自己。我化好妆，把没洗的头发盘起来。帮布罗迪穿好衣服后，我抱起他走到车上。我感觉我忘了点什么，但是怎么也想不起来。把布罗迪送到学校后，我突然想起来没把名牌从脏护士服上取下来。我抱怨着往家的方向开去，这下早会要迟到了，但是特拉维斯怎么都会让我回家取一趟的。我冲回家把名牌扯下来，看了一眼表，发现应该只会晚到一两分钟，于是我松了一口气。

在开往办公室的路上，我前面的车突然一个急停。“啊！”我抱怨道，“这下肯定要迟到了。”几分钟后，前面的车开始缓慢移动。大约两公里后，我发现堵车的原因是一辆卡车撞上了另一辆卡车的尾部。撞击现场十分惨烈，我不禁吸了口凉气，如果被撞的车没那么结实的话，后果不堪设想。本来出事的车有可能是我，我可能会丧命，我这样想着。谢天谢地，看起来大家都从车上下来了，四处走动。突然间，我很感激自己忘记拿名牌了。

早会匆匆开完，结束的时候特拉维斯宣布了德娅离职的消息。我朝她那个方向噘了噘嘴。

“我们要为德娅举办一个离职派对。”特拉维斯说着，突然前台工作人员从门后探进头来，直接看向我。“阿尔伯特先生去世了。他的朋友刚打来电话。”她说。

我拿上东西，默默离开了会议室，上车直接朝桥开去。

我到达后看到了一幅很美好的画面。所有和阿尔先生住在一起的熟面孔都围在他身边，手牵手为他祈祷。他们见我来了，给我让开路，礼貌地对我微笑，脸上还留着泪痕。我拿出听诊器确认死亡时间，我开始计时 2 分钟，并看向周围一圈爱护阿尔先生的人。我听着他们静静地为他祈祷，有些人睁着眼睛，有些人闭着眼睛，阿尔伯特能在这么多像家人一样的人陪伴下度过最后时光，我真为他感到开心。2 分钟过去了，我宣布死亡时间，抬头看到吉尔坐在几步之外的沙子上，凝视着水面。

“嘿。”我走向他轻轻地打招呼。

“嗯，我们知道这一天会来的，对吧？”他强忍着泪水哽咽道，“阿尔非常喜欢你。感谢你能照顾他。”

“我也非常喜欢他。”我说着在吉尔旁边坐下，“我给殡仪馆打了电话，他们会免费安排火化的。如果没有近亲来，你想接收他的骨灰吗？”我问。

“想，他想让我和这儿的所有人一起，把他的骨灰扬了。你也可以来。”他说。

“我一定会来的。”

殡仪馆的工作人员一到，他们就在吉尔的帮助下小心地把阿尔抬到轮床上。吉尔最后一次和这位好朋友告别，眼泪顺着他的脸颊流下。

“举行葬礼的时候一定要告诉我，我会来的。好吗？”我对吉尔说。

“我保证。”

“所以，这不是告别，是下次见，好吗？”

“下次见。”吉尔强挤出个微笑。

我挥了挥手往外走。还没走太远，就听见吉尔冲我喊：“对了，阿尔有一天一直说他有种很不好的预感，你会出车祸。开车一定要注意安全，好吗？”

我在路上僵住了好几秒，然后转过头看着吉尔说：“谢谢你，我会的。”

这些年，我已经习惯了相信并且意识到事情会在何时发生，甚至是在我不知道为什么或者没有合理解释的时候。回想当时，我相信那天晚上和第二天早上我强烈感觉到的某种东西，和阿尔有某种关联——那种陪伴是要确保我的安全。

第 11 章

弗兰克

我走进会议室，手上拿着芝士通心粉，环视四周。有一条横幅上面印着“我们会想你的！”挂在长条木桌的上方。德娅的离职派对安排在每周例会上，我们和库马尔医生都会参加。

我从护士服兜里拿出笔，给她写卡片。我写道她是一位多么出色的助理护士，没人能取代她，这时库马尔医生拿着他准备的菜肴进来了。

“闻起来好香！”我说着，他把盘子放在我旁边，“这是什么？”

“咖喱角，”他说，“我不能抢占这份功劳，因为这是我太太做的。”

“好吧，但还是得谢谢你。”我开玩笑。

库马尔医生放下电脑，把充电器插进身后的墙上。他身上还穿着医院的白大褂。他把外衣脱下来，好像想起来有什么话要对我说。“对了，我在帮医院发起一个新项目。”他说。

“哦，是吗？”我回应，看着手机上 30 分钟涌进来的邮件。

“是的，我觉得你也很适合加入。你做临终关怀马上就满两年了，对吗？”

“几周前刚满。”我说。

“好的，我想让你和阿曼达在医院里做临终关怀咨询。我发现医院里的社工在解释临终关怀的时候，对于家属提出的大多数问题，他们都回答不上来。”

“是的，我能理解。”我点点头说道。

在我们的对话接近尾声的时候，特拉维斯走进来，库马尔医生话音刚落，特拉维斯就插话道：“实际上我们已经有一位患者需要你负责了。”

“这也太快了！”

“你愿意在开完会后去一趟吗？”

“好的，不过回答问题而已。小菜一碟。”我答应下来。

这是婆婆去世后我第一次来医院，周围充斥着熟悉的场景和声音。和往常一样，地板看上去刚刚打过蜡，消毒剂味道很浓。前台接待员坐在椭圆形的桌子后面，准备为人们指路。我从她身边经过，走向电梯。穿着护士服的时候，医院里没人会问我去哪儿。

我回想了一下患者弗兰克先生的情况，这样他的家人就不用从头到尾再给我讲一遍了。照顾巴贝蒂的时候，我亲身体会到那个过程是多么磨人且令人沮丧。

我走到 328 病房，里面很宽敞，有一扇大窗户和一条长沙发。

病床摇了起来，角度和椅子一样。一位男士躺在那儿，脖子上缠了一大圈绷带，他微微打着鼾，他应该就是弗兰克。一位看起来60多岁的女士正坐在沙发上织衣服，她的眼镜架在鼻子上。

“嗨，我是临终关怀护士哈德利。”我轻轻地对那位女士说。

她抬起头看向我。“我是谢里尔。”她伸出手。我握了握她的手，询问能否坐在椅子上。她点点头，我坐下来，拿出装着宣传手册和笔的文件夹。

“开始之前，您有什么问题吗？”我问。

“我们会被强制要求祈祷或者参加宗教活动吗？”

“完全不会。我们会照顾来自各种背景的患者。如果你们愿意的话，我们有一位牧师，但这不是强制要求。”

“好的，”她说，听上去放松了点，“因为我打了一些电话，但它们全是宗教组织，想为我们祈祷，这让我们感觉不太舒服。”

“您都需要哪些帮助呢？”我问，“我们还有优秀的社工。”

“嗯，弗兰克今早说他需要再输一次血，”我点点头，鼓励她继续说下去，“但其实没必要，因为他要接受临终关怀了。输血也只能多活几天。我们没有保险，所以得自付。我问了一下花费，他们还没回复我，但是我估计得花几千美元。”

她一边说着，我一边在脑海中思考他们的选择。弗兰克还差一点才到65岁，也就是说他还不能申请联邦医疗保险。

“你们试过联邦医疗补助吗？”我问。

“我们的申请被拒绝了。我们开了一家假期租赁管理公司，所以夏天的收入不错，但是冬天不太乐观。我们交了税，显示去年的收入很可观，有 5 万美元，但是弗兰克一生病，就不剩什么钱了。我找过私人保险，但是我甚至付不起他们开出的月度保费。”

“嗯，好消息是临终关怀接收慈善患者，这样您就不需要向我们付费。但输血应该是不包含在内的……”我慢慢停下来。思绪被弗兰克打断了，他开始剧烈咳嗽。一咳嗽，他就抓脖子上的绷带。他妻子迅速起身跑过去，压住绷带。他停下来，躺回床上，看着我。

“你是来开账单的吗？”他问。

“不是，我是临终关怀护士，来这里回答你们的问题。”

“替地狱来收钱的？”他问，明显表现得很不耐烦，我不怪他。等待别人告知你是否能支付继续治疗的费用，这确实是一种折磨。

“我来想想办法吧。”我回到走廊里，找到科室秘书。我向她解释了我的诉求，她竖起大拇指指向身后一桌穿着护士服的女士，她们正在电脑上打字。

“你好，”我走向她们，“我想问问大家，有人知道 328 病房的弗兰克输血要多少钱吗？”

一位黑发整齐地盘在头上的护士迅速翻看文件，然后开口道：“哎呀，我还没来得及告诉他。他们付不起的。把他们收入临终关怀吧。”

“哦，其实我就是临终关怀的。”我说。

“太好了！”她说着在面前的文件上打了一个大钩，“你转告他，我要做的事又少一件了。”说完，她就扭过身子去看电脑了。

“这话不该由我来说。”我回了一句，但是她要么没听见，要么装作没听见，因为她就在那里继续打字。“很好。”我心想，然后走回 328 病房。

“我找到了一位病案管理员，她告诉我输血超出预算了。”我告诉弗兰克和谢里尔，“但是没说确切的数字。”

他们看着彼此。

“我们可以先用一点退休金。”谢里尔说道。

“我不想你在我死了以后没钱花。”弗兰克叹了口气。

“可我不想失去你。”她说。

“多活几天又有什么意义呢？”弗兰克问，“结果都是一样的。签了这位女士的文件吧。”

谢里尔转向我，眼里都是泪。

“那就这样吧。我在哪里签字？”

这段对话让我很受触动。我想象不到不得不做出这种决定是什么感觉。我很快整理了一下思路，然后告诉他们医院会把弗兰克送回家，我会在家里完成收治流程。谢里尔点点头，弗兰克盯着前方，我读不出他的心。

几个小时后，我带着收治文件走在他们家的车道上。我按响门铃，站在门口等着谢里尔帮我开门。

“又见面了。抱歉，我忘记你的名字了。”谢里尔放我进门的时候说。

“我叫哈德利，我理解您有太多要处理的事情了。别在意这些小事。”我说。

“真是很糟糕的一大堆事情。”她边说边带着我走到后面的卧室，弗兰克睡得正熟。我做评估的时候尽量不打扰到他。弗兰克得的是头颈癌。从他的颈部突出来了一个很大的肿瘤，就在绷带下面。我在开车过来的路上已经和库马尔医生沟通过了，他指示我见了血再换绷带。肿瘤很有可能在慢慢往外渗血。库马尔医生提醒我这种死亡很罕见，而且看着会很可怕。

做完所有不用打扰弗兰克睡觉的评估之后，我叫醒他询问疼痛情况。他告诉我芬太尼贴很管用。我继续问了一些收治问题，来到了精神关怀这部分。我知道谢里尔不想听到这些内容，但是按要求必须问。

“弗兰克先生，您如何定义您的精神信仰？”我问。

“无神论者，”他答道，“我死了以后什么都不会发生。”

我在平板电脑上记录下他的回答。“您有什么需要我们帮忙缓解的担忧吗？”我问。我会这样问每个人，无神论者会简单说没有。

“我害怕之后的事，”弗兰克说，“但我觉得你帮不上什么忙。之后什么都不会发生。”

“有很多人都会这么想，但他们并不愿意承认。”我说，“我曾经也对死亡之后的事感到恐惧，而且我的很多患者也这样说。”

“曾经，啊？现在不这样想了吗？”他问。

我开口前先想了想，确保自己没有草率作答。小时候，我从未怀疑过有来生。在泰勒离开后，在我的整个青少年后期和刚成年的那个阶段，我质疑了自己的信仰。在那些年里，事物对我来说非黑即白。或许存在宗教意义上的天堂，或者什么也没有。对此我的看法是，这一切（包括生与死）都有坚定、确切的答案，或根本没有答案。现在，作为一名临终关怀护士，我见证了太多无法用纯偶然或药物作用解释的事情。患者看见故去的亲人、无法解释的巧合，比如伊迪丝预言的着火或者阿尔预知的车祸类似的故事我们见多了。我不能对种种迹象视而不见，我想一定有什么超越了死亡。对我来说，这已经不再是理性层面的问题。

当我还是个孩子的时候，我总是试图解释事物为何如此发生。在所有不幸中，怎么可能存在如此美丽和充满奇迹？就像特蕾莎说的，什么样的上帝才会允许这一切发生啊？而临终关怀工作挑战了我的世界观。在咨询师的帮助下我也能更自如地面对我们称为“生死之间”的东西。“事情不一定非此即彼。”她是这样说的。我接受世界上有坏事发生，同时也乐于接受我在工作和生活中经历的关于灵的瞬间，我知道它们都同等真实。

我准备好回答弗兰克的问题了。“是这个改变了我，”说着我指了指他的卧室，“照顾像您一样的患者，目睹患者们看见离世的亲人，看着他们的恐惧在离开前一扫而空。一两个或许只是巧合，但是上百个呢？那就不再是巧合了。”

“或许有一天你可以为此写本书。”弗兰克微微笑了下。

“也许吧。”我也对他笑了笑。

“但是有一点，”他说，“你得把我写进去。我想让人们知道并不是每个人都相信有来生。”

“成交。”我说着，伸出小拇指，和他拉钩。我能听出弗兰克已经累了，于是快速完成剩下的评估，好让他休息。

离开他们家的时候，我确认谢里尔没有其他问题了。她很感激我的帮助，但是我知道她已经筋疲力尽了。我劝她休息一下，如果有任何需要就给我们打电话。

我在每日电话例会上简短地介绍了弗兰克先生的情况，强调他和他妻子不希望受到任何宗教治疗。大家都说听明白了，我就挂断了电话。我认真想了很长时间，如果弗兰克大出血怎么办，谢里尔看到了会受到多么大的创伤啊。我祈祷这种事不会发生，但是也明白这事不受我的掌控。这是我从咨询师那里学到的方法，我感觉自己才摸着点门道。我不确定我的咨询师认不认可，不过那天晚上我和布罗迪、克里斯坐在沙发上看电影，我没有再无数次地查看手机确认没有错过工作电话，我感觉自己的进步很大。

两天后，我去弗兰克家护理。谢里尔开门的时候看上去很担心。

“他在和某个看不见的人说话。”她说。

“好的，这完全正常，”我安慰她，“我们一起去看看他，这样我就能给您解释得更清楚了。”

走进卧室，我看到弗兰克在抠脖子绷带，但他看起来很平静。

“亲爱的，护士来了。”谢里尔说，弗兰克看着我，微微一笑。“我告诉她你好像出现幻觉了。”谢里尔对弗兰克说。

“我没有出现幻觉。我姐姐来看我，可你害怕了，我姐姐没什么好害怕的。”他平静地答道，态度很坚定。

“你姐姐早已去世了。”谢里尔提高了音调。

我把手放在她的胳膊上。“你的收治文件夹还在吗？”我问她。

她点点头，用纸巾擦了擦鼻子，然后走到梳妆台取出文件夹递给我，我在里面找到一本标题为《在我的视线中消失》（*Gone from My Sight*）的蓝色小册子。在我开始临终关怀工作的一年后，收治文件里新加了这一份资料，因为看见灵魂这样的现象太常见了，它已经成为患者病情恶化的预兆。

我把其中一页给她看，解释患者看到故去的亲人是正常的。

“但这是为什么呢？”她问。

我耸耸肩。“它就是会发生。每个人对此都有自己的解释。”

“我们不想有任何宗教介入，”她说，“我告诉过你了。”

“这其实是个医学现象。每个人都会遇到，不论他们的精神信仰是什么。”

“我的意思是，我一直觉得是人出现了幻觉。可你却告诉我弗兰克没有出现幻觉，他很快乐。可他怎么会感到快乐呢？”她问。

“我希望我能回答您的问题。不过我也才刚刚能对这种未知感到一些适应。我只知道弗兰克和像他一样的人想告诉我们的是：不必害怕。总有一天我们会明白的。”

“我能理解了。我相信他。”她慢慢地说道。“总有一天我们会明白的。”她重复着。她半蹲在丈夫的床边，握着他的手。

很快，弗兰克就陷入了昏迷。每当家属问起时间，我都会给他们一样的回答，对谢里尔也是如此。“一般是从现在开始的 72 小时之内。我见过只有几分钟的，也有一周的，但一般来说 72 小时之内比较准确。”

谢里尔两天都没有离开弗兰克的床边。第三天，我问她要不要让志愿者威尔过来，这样她就能去休息一下。

“我们要付钱吗？”她问。

“不需要，他甚至都不会向我们公司收费。他是一个非常善良的人。我觉得你会喜欢他的。”我说。谢里尔同意了，我在开往下一位患者家的路上打电话给威尔，问他那天晚上能不能过来，让谢里尔睡一觉。他同意了，答应会在晚上 7 点钟到。我告诉他那晚是我值班，所以如果有任何需要可以直接给我打电话。

“你是真值班，还是专为弗兰克值班？”威尔问我。

“你现在是我的咨询师吗？”我大笑，“我是真值班。我的咨询师一直提醒我加班的问题，我已经改了。”

“我不信。”他说。

“好吧，你猜对了，因为那是谎话——但是我的工作量确实减少了很多。”我笑道。

晚上 10 点左右威尔打来了电话。我已经和克里斯、布罗迪吃完了晚餐，还带布罗迪做了晚间例行活动，对此我已经很满意了。

“他的绷带渗血了，”威尔汇报道，“我要叫醒谢里尔吗？”

“不要！”我立刻说，预感到谢里尔可能会看到什么场景，“我马上就到。”

我悄悄地走进弗兰克和谢里尔的家，尽量不吵醒在客厅沙发上睡着的谢里尔。我走进卧室，房间很暗，只有床边桌子上的台灯发出微光，照亮了威尔的试卷。威尔平时是一位老师，经常会在患者睡觉时批改试卷。

我的眼睛适应了昏暗的光，能看到弗兰克的绷带浸湿了，他的脸色比我白天见他的时候还要苍白。很显然，他正在慢慢失血，就像库马尔医生提醒过的那样。我从包里掏出手套和干净的纱布，还从房间的浴室里拿来一个小垃圾桶，用脚把它踢到弗兰克的床边。我揭下之前的纱布，快速把新纱布按在他脖子上，结果干净的纱布几分钟之内就又被浸透了。没有其他办法了，我只能站在那儿守着，每几分钟就换一次纱布。我站在那里按压弗兰克颈部的时候，我注意到威尔在看我。

“你人真好，”我告诉他，“好像没跟你说过大家多么喜欢你。”

他耸耸肩说：“我是为自己做的。”

“你也太谦虚了。你怎么会是为自己做的呢？”

“想听故事吗？”他问，我点点头。威尔继续说：“我妈妈在我十几岁的时候就去世了。”

“抱歉……”我说，但是威尔抬手示意打断了我。

“当时我不在，”他说，“我和她已经一年没说话了。我向她公开自己的取向时，我们大吵了一架，从那之后，我俩就不再说话了。她一个人走的。这是我弥补的方式：不让任何人孤零零地死去。”

我听得出他话语中的重量，又给弗兰克换了一次纱布。我想告诉威尔那不是他的错，但是感觉主动分享我的观点不妥——毕竟他没有问。我只是告诉他，不论出于何种原因，他都做了一件大好事。他继续批改卷子，而我继续捂着弗兰克的脖子。

最近，我练习从同情而非共情的角度出发来做临终关怀。对此我和咨询师也聊了很多。很久以来我都是出于共情在工作。我把自己代入患者和他们的看护人，我把自己代入像威尔一样的人。我感受到他们的痛苦，感受到他们的失去，这深深地影响了我。说实话，一方面，我觉得这种感受他人情感的能力有助于我成为一个好护士，尤其是临终关怀护士。但这也给自身带来了伤害，我确信这是导致护士们遭受许多心理健康问题困扰的原因之一，也让他们无法在这个领域做很久。事实上，我听说每 4 个临终关怀护士中只有一个人能坚持 5 年以上。

另一方面，同情是能觉察他人和他们的处境，而不会让自己深陷其中。同情让我怀着一颗悲悯心参与其中，但不会背上包袱，这让我能坚持做一名好护士，不会透支自己，也不会像行业里的很多人那样，为了保持头脑理智而诉诸黑色幽默。同情让我有机会做一个见证者，见证一个人和他们亲人的生命中最重要的时刻。

我想继续做这份工作。我想继续帮助人们在最后的时刻留在家里，在整个过程中了解他们的故事、家庭和宠物。我想出一份力，在他们最后的这些时日里营造一个平静的环境，让我生命中的这些人找到应有的位置，同时让我照顾好我自己。

弗兰克在我和威尔的陪伴下离开了。他心跳停止的时候，血也不再流。我快速处理了一下满溢的垃圾，然后叫谢里尔来告别。她只问了一句话：“他走得安详吗？”

我无比诚实地回答：“他走得很安详。”

第 12 章

亚 当

还记得当初被分配到护理亚当时，我内心是极不情愿的。

“你给我打电话之前跟特拉维斯说了吗？”我问呼叫中心的护士，她刚通知我要护理一位脑癌患者。

“是的，他知道。”她答道，听起来满头雾水。

我挂了电话，立刻打给特拉维斯。“我已经跟你说过很多次了，我不护理脑癌患者。我之前就已经说得很清楚了。”他一接起电话，我就像连珠炮一样对他说。

“我知道，我知道。但确实没人能做。拜托你了。”他说。

我挂了电话，气不打一处来。一想到我要照顾脑癌患者，看着巴贝蒂本应得到的体验，我就感觉反胃。那曾经是我最重要的工作，但最后我却搞砸了。克里斯和我的咨询师一直要我相信那不是我的错，但是 6 个月过去了，每每想到当时的场景，我仍然感到一股巨大的愧疚感。

我把车停进医院的停车场，深呼吸，试着集中注意力，但没用。我想大叫。巴贝蒂去世后，这是我又一次走进这家医院，我问前台工作人员我的患者在哪间病房。

“他在 6 号急诊室。”她告诉我。

嗯。恰恰是我婆婆离开的那间病房。

像往常一样，急诊室很忙。护士们跑来跑去，小宝宝们在哭，各种仪器滴滴声此起彼伏，护士们几乎无暇分辨这些声音。这幅场景和家里熟悉的安静氛围截然不同。

我走进 6 号诊室，又深呼吸了一次。床上的患者应该就是亚当，看样子不超过 35 岁。他穿着病号服，身上插满了管子，看上去像是昏迷了或者睡着了。一位有着金棕色直发的女士坐在旁边的塑料椅子上，握着他的手，看着监护仪。另一把椅子上坐着一个大概六七岁的小男孩，正入迷地打着掌机游戏。

“嗨，我是哈德利，临终关怀护士。”我说，确保声音平稳。

“哦，嗨！”那位女士和我打招呼，站起来和我握手。“我是吉莉恩。”

“抱歉，我还不太了解具体情况。”我转向病房里正在电脑上填表格的护士说。“可以请您快速帮我介绍一下吗？”我问。

“好的，”那位护士嚼着泡泡糖说，“他大概一个小时前到的。脑癌。我们无能为力了，所以就叫你来了。”

我对她的冷漠深感震惊——尤其是这位年轻患者的妻子和儿子还在病房里——我点点头，告诉她我会处理好这些。我坐在病房里最后空着的一把椅子上，转向吉莉恩说：“您能给我介绍一下情况吗？我知道这很难。”

她哽咽了一下，然后开始讲述。亚当之前是位房产经纪，某一天他有些头疼，但没有其他健康问题。有一天，他在带客户看房子的时候突然昏厥了，于是客户叫了救护车。在急诊室，他们发现他头内有一个高尔夫球大小的肿瘤。亚当开始化疗，在最初的一段时间里，一切似乎还算顺利。

“我不知道是从哪一天开始，事情开始一点点变了。”吉莉恩说。

我点点头：“我完全明白你的意思。”

“他吃得没那么多了，还摔倒了一次，”她继续说，然后停了一秒钟，“等下。我每次讲的时候，大多数人都不理解我在说什么。你照顾过很多脑癌患者吗？”

我停下手里的笔，抬起头来，考虑要不要告诉她巴贝蒂的故事，但最后还是决定不要。“是的。”我说。

“这让我感觉好太多了，”她叹了口气，摸了摸我的胳膊。我也轻松了一点。“总之，他的情况越来越糟，然后就成了现在这样，”她又接着说，“我打了 911，然后就到了这。从来没有人跟我们提过临终关怀。我不知道要怎么办。我只有 27 岁。”她说。

“我也 27 岁。”我想都没想就脱口而出。我不太习惯照顾和我同龄的患者，她丈夫和儿子看起来跟克里斯和布罗迪一样大，这感觉就更奇怪了。

“你为什么会做这份工作呢？”她问我，然后马上觉得不对，为自己的直白感到尴尬，“我不应该这样说。我很感谢能遇见像你一样的人，我就做不到这一点。”

我耸耸肩。如果坦率地说，我可能会告诉她我无法想象她的处境——20多岁就失去爱人。我只是想一下都会觉得心痛。

“你介意让他在家里度过最后一段时光吗？”我问吉莉恩。

“我其实更想换个地方，”吉莉恩说着指了指那个小男孩，“我不想我们的儿子有那样的记忆。”

我理解，希望能找到一个比医院更合适的地方。我们公司有住院部，算不上多好，但可能是他们最好的选择。

“我有个想法，”我提出来，“和这里很像，不过在临终关怀公司。我马上打个电话。”

“哦，太好了。谢谢！”

我打给住院部，护士一接起电话我就开始解释情况。她打断我：“我们已经满房了，小姑娘。”

“满了？”我问，感到很奇怪，“可从来没有住满过呀！”

“现在满了。上次发生这种情况时，我们让患者待在医院里，但依然收治他们。你可以告诉护士应该怎么给他护理。”

“哦，好的，谢谢。”我挂了电话，把情况告诉吉莉恩。她一做好准备，我们就过了一遍必要的文件。我拿出亮黄色的放弃抢救知情书，停了一下，想起巴贝蒂，深呼吸。“我知道这很可怕，但它事关重大，但是我想告诉你，如果你决定签字，我们会正式开始临终关怀，直到他离开。”

她点点头说：“我明白。这是他的意愿。我们之前讨论过。”吉莉恩盯着那张纸，手上拿着笔，但是迟迟不动。

“你有什么问题吗？”几分钟后我问她。她看着我，我看到她的泪顺着脸颊流下。

“我感觉像是在签他的死亡证明，仿佛我能够接受他的死一样——但我不能。”她说着把笔放下，哭得更凶了。我抱着她，想要安慰她，但是我自己的眼眶里也溢满了泪水。她哭的时候把身体的重量都靠在了我身上。几分钟后，她的头还靠在我肩膀上，她拿起笔，哭着签了字，向我道歉。我瞥了一眼她儿子，幸好他的注意力还在游戏机上。

“永远不要道歉。你的反应再正常不过了。”我安慰她。她整理了一下情绪然后坐直，我们签完了最后几份文件。

我问了好几个人，才终于找到6号诊室的负责人。我向她解释，我们的住院部满了，而且亚当的时间也不多了。

“我们可以把他转到第3层，那里没那么乱。”她说。

我松了口气说：“那太好了。”我回到6号诊室，发现他们的儿子走了。

“他祖父母来接他了。我觉得这样是最好的。”吉莉恩好像看出了我的心思，解释道。过了一会儿，有人过来把亚当转移到楼上。尽管亚当身高超过1.8米，但疾病让他体重骤减，仅凭我和另一位护士两人就能把他移到床上。他可能最多也就110斤。

我们在第3层一安顿好，护士就进来把血压计套在亚当的右胳膊上。我猜她只需要一个读数，但她没取下来，还把贴片贴在他胸口上读心率。

“这些不会一直留在他身上的，对吗？”我问护士。

“留着，当然要留。”她回答。

“你们不了解情况，因为太突然了，其实他已进入临终关怀。”

“所以呢？”她问，挑起眉毛。

“是这样的，我们的目标是舒适，所以偶尔记录生命体征就好了，我们不想他身上连着这么多监护仪。”

护士叹了口气，把所有的设备从他身上撤了下来。“这可能违反了医院的规定，”她说，“但我们先这样吧。”她离开了病房，吉莉恩找了一把椅子坐在亚当旁边。

“临终关怀护士，过来一下。”一个听起来很无礼的声音从走廊传来。我很困惑，和吉莉恩说了一声就走到走廊，看到一位内外科医生站在那儿。

“所有人都得安监护仪，”他厉声道，“不管是不是临终关怀。”

几年前，当我还是个新人的时候，我会直接让步，不会反抗。但是现在我知道对和错，而且有信心我能解释清楚自己的理由。

“如果你就要死了，你还想被那么多监护仪拴住吗？”我问他。

“我不做假设。规定就是规定。”他提高了音量。我能感觉他很少被质疑。

“怎么了？”我听到背后传来声音，转身看到了库马尔医生。

“这是你的护士吗？”愤怒的医生问道。

“是的，怎么了？”

“显然，这位小护士认为她能凌驾于给患者安监护仪的规定之上。”那个医生说着挥起胳膊，那意思明显就是在贬低我。

库马尔医生先看着我，然后转向那个医生问：“你让患者连监护仪的理由是什么？”

“这是规定，规定就要遵守，你我都要。”医生答道。

“那哈德利不用监护仪的理由呢？”他问。

“舒适。”那个医生轻蔑地回答。

“好了。假设患者的心率下降。你要救吗？”

“不。”医生回答。

“如果那些数值异常，你会采取行动吗？”库马尔医生问。

“不会。”他说着看向别处，像是想逃跑。

“那么，我没看到要用监护仪的理由。我们不会无缘无故地让患者感觉不舒服，对吗？”

“不会。”医生又说了一次，眼神看向地板。

库马尔医生捏了捏我的胳膊，我走回亚当的病房。我很感激他出现得那么及时，但是我也很有信心能为自己发声。不过我对结果很满意。我突然有了一个念头：这份工作就是我的命中注定。

我转向吉莉恩时，刚才良好的自我感觉立刻消散。她把自己紧紧贴在她丈夫的身体上，试着离他更近一些。我拍了拍她的背。

“我觉得快了。”她说，脸上全是泪。我看向亚当。他的呼吸间隔很长。

“你想和他躺在一起吗？”我问她。

“这样可以吗？”

我点点头，放下床边的护栏，让她爬上床。吉莉恩把头放在丈夫的胸口上，开始为他唱歌。我站在一旁，不打扰她，只是静静地陪在她身边。她动听的声音充满了整个房间，她轻轻地唱着《哈利路亚》，那首歌也是巴贝蒂的最爱之一。当吉莉恩唱到最后一节副歌的时候，亚当呼吸了最后一次。尽管令人心碎，但是那个瞬间很美好，我很幸运自己能见证这一幕。

那天晚上我回到家，克里斯坐在厨房台子旁吃薯片。我跑过去抱着他，比以前更用力。

“今天很辛苦吗，宝贝？”他问。

我感觉眼泪涌了上来。“我有一个患者和你一样大。他有老婆，还有一个小儿子。他走了，因为脑癌。就在那家医院，他想在那里……”我一股脑全说出来，“我永远都不想失去你。”

“我也永远都不想失去你，宝贝，”克里斯安慰着亲了亲我的额头，“他想在那里是什么意思？”

回答这个问题之前我重重地叹了口气。“就是，他想在医院里离开。和你妈妈不一样，我本来应该在家里照顾好她的。”

“我一直在想这个问题，”他说，“我觉得事情注定这样发生。”

“什么意思？”我问。

“你想，如果没有忘记拿药，你就不会去医院。如果飓风没登陆，你就不会去那家医院，我也不会跑那么远去工作。如果这些都没发生，她就会在家里。”

“是的，就应该是那样的。”我说。

“但问题是：我就没法在场了。我会在那一家很远的诊所，错过她的离开。我相信每件事的发生都有理由。”

“每件事的发生都有理由。”我重复着，那一刻，这句话仿佛有了魔力，让人莫名确信。

后记

Postscript

因为我在工作中总是接触那些即将步入未知天地的人，所以常常有人问我信仰什么。正如你所读到的，这已是一段旅程。我护理过太多临近生命终点的患者，他们的宗教背景各不相同，所以我相信，比起信仰什么，如何度过自己的人生才是更重要的课题。我见过很多人过着精彩、充实的生活，有人信仰宗教，有人不信。我觉得两者没有优劣之分。我认为真正重要的是，找到内心的平静与快乐。在生命最后阶段，最快乐的人是那些对自己所度过的人生自洽的人，还有那些欣然接受自己所相信的未来的人。

我还领悟到，不管你相信什么，每个人死去的方式都一样。我见过很多患者既没有宗教信仰也不相信来生，但他们的确在离开之际见到了自己爱的人。话虽如此，我们还是无法解释地球上发生的每件事，更不能解释我们的灵魂离开躯体后会发生什么。我发自内心地相信亲人会来接我们离开这个世界，但我不相信那是生命最后几个小时里大脑化学反应的结果。幻觉和这本书里描述的亲人相见有着巨大的差别——这两种我都见过，但他们完全不一样。幻觉可以是墙上的蜘蛛、房子围着你转之类的任何感觉，但与亲人相见对患者来说是清晰、确切的事实。幻觉会带来焦虑和恐惧，但亲人到来则会带来一种安抚和平静。

了解了这一切之后，我在生死之间找到了平静和幸福。我初次体验这种感觉，是自己怀孕后在教堂获得启迪的时刻。我承认世间存在痛苦和折磨，就像我在急诊实习时看到的一样。我的患者在踏入死亡时有一些共同的经历，这让我得出一个结论：人死亡后必定还有些什么。我确信这一生并非终点，这些想法帮助我找到了一种生活方式。当我的生命走到终点时，无论是明天还是70年后，我都会为此感到骄傲。

我十分荣幸能一直从事这份误打误撞开始的工作，我相信这是我的使命。现在我肩负临终关怀护士和母亲的双重身份，我不仅仅是布罗迪的妈妈，我和克里斯后来还迎来了两个女儿。

我不再是一位初出茅庐的护士，但我总还是最年轻的。这份工作不仅极大地改变了我作为护士的角色，而且还重塑了我的人生。当我进入这个领域时，完全没想过会发生改变，但当我回望，我能看到变化是如此明显，这一切深深地影响了我对人生的看法。

我认识到自己的工作（以及一切临终关怀和缓和医疗从业者）的价值和重要性，而与此同时，患者给予我们的帮助丝毫不亚于我们给他们的帮助。我这份工作让那些走到生命尽头的人出现在我身边。他们已然明了正逼近的死亡，开始回顾过往的经历。很多人也愿意与我们分享那些最宝贵的经验，而我与他们正于此时此地相遇。

我汲取了他们的智慧还有他们慎重与我分享的故事。我让他们改变了我。这也是我选择吃蛋糕的原因。